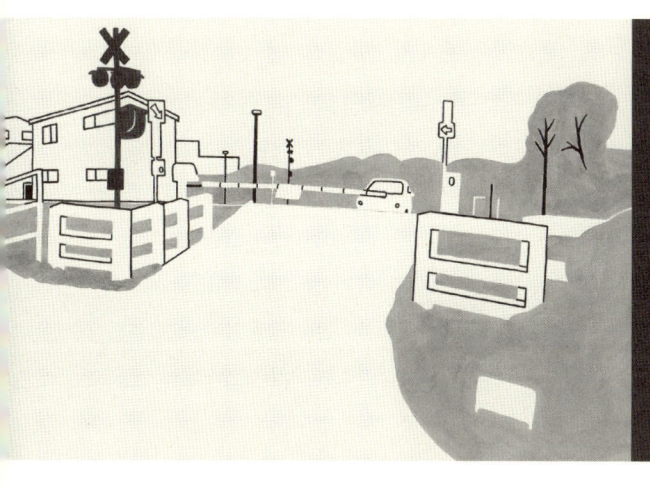

発達障害と子どもの生きる力

Sakakihara Yoichi
榊原洋一

金剛出版

Ignorance more frequently begets confidence than does knowledge
Charles Darwin "The Descent of Man" より

目　次

序　章　見えることは信じること―可視化と科学― ……………………… 7

第1部　子どもとその発達を理解する

第1章　ヒトの発達とは何か ……………………………………………… 15
第2章　脳科学研究と保育 ………………………………………………… 32
第3章　子どもの生きる力 ………………………………………………… 38
第4章　育児不安―小児科学の立場から― ……………………………… 44
第5章　臨界期とインプリンティング …………………………………… 57
第6章　"三つ子の魂"と三歳児神話 ……………………………………… 65
第7章　基本的生活習慣をどうつくるか ………………………………… 75
第8章　高度情報化社会における心の発達 ……………………………… 80
第9章　健全な小学生とは ………………………………………………… 90

第2部　発達障害を理解する

第10章　育児相談に必要な神経発達の知識 …………………………… 101
第11章　簡単な発達スクリーニング法 ………………………………… 113
第12章　子どもを見つめる ……………………………………………… 123
第13章　LD・ADHD・広汎性発達障害への医学的治療の現状 ……… 140
第14章　自尊感情と子どもの発達―気になる子どもとのかかわり方― … 146
第15章　自閉症児の言葉 ………………………………………………… 155
第16章　アスペルガー症候群と学習障害 ……………………………… 164
第17章　アスペルガー症候群と非言語性LD …………………………… 169
第18章　不器用・運動が苦手な子どもと社会性 ……………………… 181

あとがき ……………………………………………………………………… 190
索　引 ………………………………………………………………………… 191

発達障害と子どもの生きる力

序章　見えることは信じること
―― 可視化と科学 ――

　通俗的には科学と宗教は対立する概念のように扱われてきています。しかし，私は最近ますます科学と宗教は対立する概念ではなく，私たち人の脳が，自分自身とこの世界（宇宙）を理解するために編み出した異なった解法なのだと思うようになってきました。もしかすると，そんなことはとうの昔にわかっている，という声が聞こえてきそうな気がしますが，しばらく臨床の医師である私が，そうした考えを強くしてきた理由を述べることをお許しください。

　私が受けた教育はまさに，医学という還元論的方法論に立脚したものであることは言うまでもありません。人間の体は細胞によって構成され，細胞の働きを支配するのは，化学的あるいは物理的法則です。近代の医学は，人の体が物理，化学的な法則にしたがう「もの」であることを次々に証明し，人の身体を物理，化学反応の場としてとらえ今日まで発展してきました。近代医学は，そうした人体を科学的にとらえることが有用だったからこそ，今日まで発展してきたといってもいいでしょう。つまり，人体は究極的には「もの」であるという視点は「臨床的」には正しかったのです。やや根拠に欠ける一方的な思い込みで書かれた可能性もありますが，1700年代にすでに，人体が物の法則にしたがって作動していることを，フランスの医師ド・ラ・メトリ de La Mettrie, J. O. が著書『人間機械論』の中で述べています。

　しかし，現代にいたっても，人の体の中で「もの」として物理的，化学的な法則で説明されることを拒んできた部分があります。それは脳です。心臓のポンプ作用や，筋肉の収縮，あるいは肝臓内の複雑な化学反応による物質の処理は，物理的，化学的に容易に理解できますが，脳の中で進行すると思

われる人の精神作用だけは、現在に至るまで物理的、化学的な「もの」の法則ではうまく説明でききれていません。それどころか、現在でも人には霊魂があり、脳は霊魂が宿る場所に過ぎないという考え方を信じている人が少なくないのです。

科学的思考法は生得的？

さて、ものごとの背景にある「原理」ないしは「仕組み」を納得できる形で説明する営みである科学的な思考方法を人はどのようにして獲得してきたのでしょうか。以前私は、科学的な思考法は、一種の文化であり、人間の長い歴史の中で培われてきたもの、と漠然と考えていました。しかし最近は、科学的な思考法は、歴史的に獲得されたものではなく、人の生まれつきもっている脳機能の一つであるのではないか、と思うようになってきました。そのきっかけとなったのは、近年の乳児行動学によって明らかになった、人の乳児が、まったく教えなくても世界の法則を理解してゆく能力をもっているという事実です。

そうした乳児の能力を示す事例は枚挙に暇がありませんが、有名なモビール実験を紹介します。

4カ月の乳児に行われたこの実験は、発達心理学的には「随伴事象」の理解の実験として知られています。

モビールとは、天井からつるして乳児を楽しませる育児玩具のことです。電池やぜんまいで回転するような仕組みを備えているために、日本ではメリーゴーラウンドに擬して、ベッドメリー（モビール）などと呼ばれています。

実験に用いられたのは、電池やぜんまいで駆動する仕組みのない単純なモビールです。このモビールとその下のベッドに寝かせられた乳児の脚を紐で結んでおくだけの簡単な実験です。乳児が脚を動かすと、紐で結ばれたモビールは、脚の運動につられて揺さぶられて動きます。しばらくすると、乳児は自分の動きと、頭上のモビールの動きの間に関係（随伴性）があることに気

がつくのです。乳児に気づかれないように紐を取ってしまうと、脚をいくら動かしても動かないモビールを不思議そうに見つめるだけでなく、いままで以上に脚を動かしたのです。また反対側の脚に紐を結ぶと、しばらく両脚を動かしていた後、今度はこれまでと反対側の脚を盛んに動かして、モビールの動きを楽しむようになることが観察されています。

　一見単純な実験ですが、乳児は自分の脚の動きとモビールの動きの間の関係に気がつくだけでなく、紐を取られると「どうして動かないのか」といった表情で、それまで以上に脚を動かして「試して」みるのです。この実験で明らかになったことは、人の乳児には、自分の動きとモビールの動きの間の関係を理解するだけでなく、その関係がなくなったときに、その理由を探る（両脚を盛んに動かす）探索的な行動を起こすということです。4カ月の乳児にそうした、随伴性への気づきや、探索的な行動が可能であるということは、そうした行動が生得的なものであることに他なりません。つまり、乳児の脳には身辺周囲に起こるさまざまな現象同士の因果関係や随伴関係を探る生得的な機能がすでに備わっているのです。

　発達心理学では「素朴物理学」とよばれる、乳児に備わったこうした世界のルールの理解能力こそ、人が科学を発達させる原動力と考えてよいのではないでしょうか。

見える関係と見えない関係

　私たちの世界で生起するさまざまな事象のうち、その仕組みが目に見えるものは、初期の科学の対象として「説明」されていきました。もちろん、目に見えるというのは象徴的な意味で、実際に肉眼で見えるということではなく、言葉や図で説明できるということです。

　英語の可視的という言葉（visible）には、見て理解できる、という意味もあります。

　古典的な数学や物理学、生物学は、素朴物理学の延長として発展し、ピタゴラス Pythagoras やアルキメデス Archimedes、アリストテレス

Aristotelēs といったギリシア時代の科学者によって次々に説明されていきました。

しかし当時の科学者には説明のできないものがありました。多くの可視的でない現象は，科学的に説明することが困難だったはずです。可視的でない現象の代表としては，遠い過去に起きたと想像されること（生命の起源，宇宙の起源），死後の世界，目に見えないミクロの世界，そして宇宙などの人間の想像を超えたマクロの世界，そして人の脳の中で進行する精神作用などがあげられます。

あらゆる現象の原因を探求したくなるのが人の脳活動の基本的作動原理であるとすれば，説明が困難な現象に対してどのような対応をしたでしょうか。

とりうる方法は二つしかないでしょう。一つは，証明はできないがあくまで理解可能な方法で説明しようとする姿勢です。すべての物質は，火，水，土，空気からなるとする四元素説や，人の身体が血液，粘液，黒胆汁，黄胆汁からなるとするヒポクラテス Hippocrates の四体液説などは，現在から見れば荒唐無稽な考え方ですが，理解可能な方法でさまざまな自然現象を説明しようとした「科学的」な難問の解法であるといえるでしょう。

そしてもう一つの解法が，理解可能な説明を棚上げして，人知を超えた存在（霊魂や神）の所業とすることで説明される，とする方法です。死後の世界，人の誕生，世界の始まり，などの不可視な現象を，人知を超えた存在を介して理解する方法はまさに宗教による世界観そのものではないでしょうか。

科学と宗教という一見対立する概念は，結局世界を理解しようとする人の心的特性の二つの表現形とみなすことができるのです。

可視化される科学の難問

太陽と星が地球の周りをめぐっているという世界観を，厳密な観察によって打破したコペルニクス Copernicus, N. やガリレイ Galilei, G. は，その巨大さのために不可視であった宇宙を，説明できるものにしました。宇宙が科学的な解法で理解できるようになったのです。

そして，人類の来歴というもう一つの難問は，ダーウィン Darwin, C. R. によってその科学的な解法が示されました。人のような複雑な構造をもった生物が，人知を超えた知的な存在（神）によって作られたのではなくて，自然選択によって単細胞生物から進化してきたという説明可能な科学的シナリオをダーウィンが提出したのです。初めて人は，神による創造という説明以外の人類誕生の仕組みを可視化したといってよいでしょう。

宇宙の起源や人の来歴については，現在でもこうした科学的な説明を認めない人がいることも確かですが，少なくとも世界中の正統的な科学者は，それが神の所業ではなく，自然科学で説明可能な事象であると考えています。

そして近年，最後の難問であった人の精神作用の仕組みを，脳科学が明らかにしつつあります。

脳科学の方法は多様です。神経生理学，神経生化学，神経解剖学といった比較的古い歴史をもつ学問分野も脳科学の一部ですが，近年脚光を浴びているのは，遺伝子学と脳（機能）イメージング法です。特に脳機能イメージング法は，脳内過程をまさに可視化することによって，研究者以外の一般の人にもわかるようにしたのです。

見ることは信じること

Seeing is believing は「百聞は一見にしかず」と翻訳されますが，原意は上記見出しの通りです。ド・ラ・メトリは1700年代に，人を機械に擬した先鋭的な唯物論を唱えましたが，それも彼が医師であり，身体内部の構造を実際に見ていたからでしょう。デカルト Descartes, R. が，人の精神の座は心臓ではなく脳にあるとして，現在の脳の理解にきわめて近いところまで行きながら，最後に松果体を精神の座とした「心身二元論」に落ち着いてしまったのに対して，ド・ラ・メトリはあくまで人の精神は脳の一機能という立場を堅持します。

ド・ラ・メトリは『人間機械論』のなかで，はっきりと次のように書いています。「しかしながら，魂のすべての能力はかくのごとく脳の組織そのも

のならびに体全体に依拠しており，否あきらかにこの組織そのものに他ならない以上，これは誠に経験をつんだ機械というべきである」

これだけはっきりと述べているにもかかわらず，そのような結論にどのように達したのか，「人間機械論」には書かれていません。ただし，人やその他の動物の脳の構造や，他の身体部位の解剖学的な記載がたくさんあり，ド・ラ・メトリが，実際に人間の内臓をよく見ていたことがうかがわれます。人にとって視覚的なイメージは，それだけで十分に説明的なのです。

脳機能イメージングによって，誰でもさまざまな精神活動に同期する脳内の血流変化や，代謝の変化を肉眼的に見ることができるようになりました。その結果，一種の脳科学ブームが日本を席巻しているようにみえます。育児の現場にまで脳科学は入り込み，「育脳」などという言葉も使われるようになりました。前頭葉の血流を増加させることによってその部分の機能を向上させるとうたった「脳トレ」もそうした脳科学ブームの落とし子のひとつです。

前頭葉の脳血流の相対的な増加をきたすような活動（たとえば音読や単純計算）を繰り返すと，血流増加部分の神経機能が向上するといった，いかにも科学的に証明された因果関係があるかのような説明がなされています。

私たち人間の脳にとって可視的であることは，この小見出しのごとく「信じること」につながりがちであることに気をつけなくてはなりません。脳を鍛えるとうたったゲームを，遊びとして行うのはよいのですが，すでに認知症の老人に音読や計算をさせて認知症を治療しようという試みまで行われるようになっています。

脳機能イメージングをはじめとする近年の脳科学の発展は，宇宙や人の来歴と並んで，科学の最後の難問を解く鍵の一つであろうと思います。脳機能イメージング装置などの強力な手段をせっかく手に入れながら，モビールを理解する乳児の素朴物理学レベルの単純な論理と脳科学の知見を結びつけることによって，脳科学の地位を落とさないようにしたいものです。

第 1 部　子どもとその発達を理解する

解　題

　小児科学は「発達過程にある」人を対象とした医学であるといわれている．私は，子どもの神経の疾患を専門とする医師として，子どもの発達健診や発達に障害をきたすさまざまな疾患の治療やリハビリを通じて，子どもの発達を十分に理解しているつもりであった．しかし，心理学や霊長類学，ロボット工学などのさまざまな異分野の専門家と一緒に，子どもを総体として捉えようといういくつかの学際的活動（赤ちゃん学会，子ども学会など）にかかわりつつ学ぶ中で，これまでの思い込みはまさに葦の髄から天を覗くような狭い了見に立脚するものなのではないかと思うようになってきた．

　またわかったつもりでいた子どもの姿は，私たちの大人の心性によって勝手に解釈された姿であったのではないか，ということにも気がついたのである．第1部に収められた論文には，そんな私自身の考え方の変遷が反映されているものが多い．

　「ヒトの発達とは何か」は，大人が考えているより乳児はずっと賢いという，近年の乳児行動学の成果を紹介したものである．また乳児は従来考えられていたように受身の存在ではなく，力強い生きる力を持っていること（「子どもの生きる力」）も，大人の視点で乳児の能力を断じたために見過ごされてきた事実なのである．

　乳児はまったく未知の世界の中に生まれながら，その旺盛な好奇心や模倣能力でこの世の中の仕組みを理解してゆく．大人の時間のものさしで計るときわめて短時間のうちに，運動，認知，言語などの領域で急速に能力を伸ばしてゆく．こうした乳児の能力の発見に驚いた私たちは，何か乳児期には大人にはない特別な能力があると思い込んでしまった．その結果私たちが考え付いたのが「臨界期」や「三歳児神話」なのではなかろうか．「臨界期とインプリンティング」や「"三つ子の魂"と三歳児神話」は，そうした私たち大人の思い込みを検証したものである．

　もともとは力強い生きる力を持つ子どもの発達が，近年おかしくなっているのではないか，という懸念についても，大人の視点によって曇らされているためではないだろうか，という疑問を論じたのが「健全な小学生とは」である．子どもの発達に与える悪影響の槍玉にあがっているテレビなどのメディアが本当に悪玉であるのかどうか考察したのが，「高度情報化社会における心の発達」である．

第1章　ヒトの発達とは何か

　科学の最後のフロンティアの一つとして神経科学は，ヒトの脳の働きを究めようとしている。しかし，神経科学の究極の目標でもあるヒトの意識を支える脳の構造や機能の解明には，脳に関する膨大な知識の蓄積にもかかわらずまだほど遠い状態である。とっくの昔に葬り去られたはずであった，松果体に精神の座が宿るとしたデカルト Descartes, R. の心身二元論でさえ，いまだに完全に否定しきれたわけではない。動物の切断脳モデルで脳機能の還元論的解明の先鞭をつけたシェリントン Sherrington, C. S. をはじめ，最近ではシナプス機能などの研究で多大な業績をあげた現代神経学研究の巨人であるエックルス Eccles, J. C. でさえ，精神機能は物質的な基盤では説明できないという結論に達している。エックルスは，大脳皮質のニューロンネットワークに意識が生じるために，樹状突起の束のシナプスに対応する精神エネルギーの受け渡しの場として，サイコンという質量をもたない粒子を仮定しなければならなかった（Eccles, 1989）。ヒトの脳機能，特に意識などの高次脳機能の解明はそれほどの難問であり，そもそも難問の解き手である「ヒトの脳」が自分自身を内省的な方法以外で理解すること自体が無理なのだという悲観的な考えもあるくらいなのである。しかし，その一方，ダーウィニズムの担い手である神経科学者たち，たとえばDNAの構造をワトソン Watson, J. D. とともに決定したクリック Crick, F. や，免疫グロブリンの構造を決定したエーデルマン Edelman, G. M. らは，ヒトの脳機能は物質的な基盤から説明できるはずである，という信念をもって「意識」のメカニズムを研究している（Crick, 1994; Edelman, 1992）。また科学哲学者のデネット Denett, D. も，前二者のような実証的な方法ではなく，純粋に思弁的な方

法を使って,「意識は(物質的な基盤で)解明できる」としている(Denett, 1996)。物質から生命が,そして原始的な生命から意識をもったヒトが進化した,という進化論を信じるかぎり,あるいは進化論以外では,この地球上の多様な生命の誕生を説明できない,という立場をとるかぎり,クリックやエーデルマンの主張はきわめて自然な帰結なのである。

　ヒトの発達とはなにか,という本章の冒頭になぜ「意識」をもち出したのかといえば,発達のメカニズムがどのようなものであれ,発達が「意識」や「自由意思」をもって随意運動をする成人の精神運動機能を到達点とする過程であるからである。ところが発達の到達目標の一つである成人の意識は,上述のようにそれを駆動させる仕組みがまだよくわからないのである。そこにこれまでの発達研究の限界があった。後述する行動主義心理学は,はっきりしない到達目標を設定する代わりに,出発点を決めることによって発達というベクトルを理解しようとした,ということができる。その出発点は乳児期であれば,構造も中味もない白紙(タブラ・ラサ)の状態であるとされた。生まれたばかりの新生児は,自らの意思では何もできず,行動は中脳や延髄,脊髄に中枢のある反射運動だけである,とされてきた。そこにさまざまな刺激が加わり,初めて乳児の脳の中に一定の構造ができる,というのである。無構造の新生児の脳にさまざまな刺激が加わり,そこに一定の構造ができ上がってくると考えれば,乳児が受け取る刺激と,その結果表われてくる行動を詳しく分析すれば,乳児の脳の中に形成される構造の性質を知ることができる,ということになる。

　しかし近年の乳児の発達研究によって,ヒトの乳児は生まれた時からすでに外界に対する豊かな反応形式をもっていることがわかってきた。さらに,近年の神経科学の発展によって,かつてはブラックボックスとみなすしか方法のなかった複雑な脳機能の細胞生物学的な解明がなされるようになり,エーデルマンやデネットらが取り組んでいる人工知能の開発も決して夢物語ではなくなっている。

　本章は,まず発達を説明する二つの歴史的視点である経験説と生得(成熟)説について述べることから始めたい。

経験説と生得説

　かつて，生まれたばかりの乳児は，自分の意思で手足を動かすこともできず，また視力も弱くほとんどなにも見ることができない，とされていた。実際に乳児の様子を観察してみると，仰向けの姿勢から自分で移動することもできず，手足と頭を不随意にバタバタ動かすだけであり，ときおり見られる一定のパターンをもった動きはすべて原始反射といわれる一種の反射運動だけのように見える。原始反射の代表的なものは，仰臥位で乳児の頭部が急に後方に落ちるときに，両腕を伸ばして抱きかかえるような動きを示すモロ反射，頭部が一方に回転したときに，回転方向の腕を伸ばし，下肢を膝の所でまげる非対称性緊張性頸反射，あるいは頬に何かがさわるとそちらに顔を向けるルーティング反射などがある。原始反射の特徴は，すべて生まれた時から存在し，乳児の意思とは関係なしにある一定の刺戟（頭部の位置変化，皮膚刺激など）によって引き起こされる反射であり，また生後3カ月くらいで自然に消えてゆく，というところにある（鈴木，1965）。原始反射の中枢は中脳より下位（より脊髄に近いほうを下位とする）にあるとされており，このような反射運動が新生児の運動のレパートリーの大きな部分をしめているために，新生児は「中脳動物」である，といわれていた。原始反射の中枢は中脳以下にあり，大脳の発達に伴って生後数カ月の内に消失することや，脳性麻痺の患者などで消失時期が遅れたり，あるいは消失せず持続することから，大脳機能の発達に伴って原始反射の中枢が抑制されると考えられてきた（榊原，1995）。

　このように臨床医の日常診察での観察からは，新生児の大脳機能には見るべきものはない，と長い間考えられてきた。しかしその乳児が生後約1年の間に，立位歩行，言語というヒトにしかない機能を，個人差は多少あるものの，一定の期間を経てほぼ決まった順序で獲得してゆくのである。ゲゼル Gesell, A. は，表1-1のような里程標（マイルストーン）にしたがって，乳児が運動，認知，社会性などを発達させてゆくことを重視し，乳児の脳は

第1部　子どもとその発達を理解する

表1-1　発達里程標

月齢	
2	左右に追視をする
3	反応性微笑
4	頚定（首のすわり）
5	寝返り，物に手を伸ばす
6	おすわり
7	積み木を持ち替える
8	つかまり立ち
9	伝い歩き
10	発音模倣
11	有意語一語
12	独歩

ゲゼルが示したものとは異なる。個人差が大きい。

内在するスケジュールにしたがって成熟してゆくという考え方を提出した（Gesell, 1974）。ゲゼルは，一人一人の乳児の生育環境には大きな差があるにもかかわらず，里程標が規則的に出現するということは，外的な刺激（経験）が発達に及ぼす影響はあまり大きくないことを示していると考えた。デニス Dennis, W. らが紹介した北米原住民の子育て習慣は，ゲゼルの成熟説を支える事実としてよく知られている（図1-1）（Dennis & Dennis, 1940）。デニスはスウォドリングとよばれる乳児を一日の大半を板に布で巻きつけて固定した状態で育てる風習に着目し，スウォドリングで育てられ，ハイハイや伝い歩きの経験のない乳児の運動発達について調べた。立位歩行獲得に，それまでの発達里程標の段階であるハイハイやつかまり立ち，あるいは伝い歩きの経験が必要であれば，スウォドリングで育てられた乳児の立位歩行開始は遅れるはずである。ところが，実際には立位歩行開始時期に差はなかったというのである。またゲゼルは，一卵性双生児の片方に階段を登る訓練を行い，自分で階段が登れるようになる時期を比較した（Gesell & Thompson, 1929）。その実験でも，階段を登れるようになる時期に差がでなかったこと

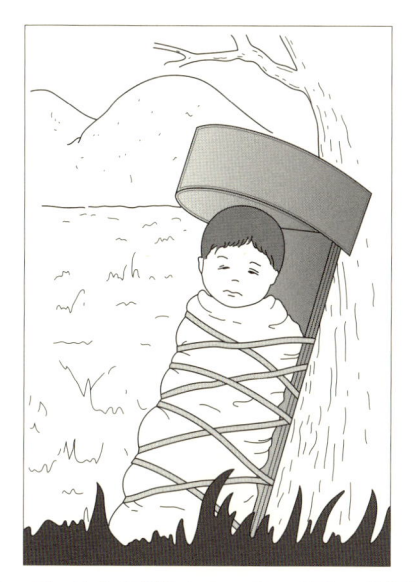

図1-1 デニスらの報告したスウォドリング育児の図
このように板を立てかけた状態でよく紹介されているが,
原典（Dennis & Dennis, 1940）では,「縦におかれることは決してない」とある。

から,運動発達の基本はあらかじめ遺伝的に決定されており,環境や経験はそれを大きく左右しない,と考えた。しかし,スウォドリングで育てられた乳児とそうでない乳児の運動経験の差は,本質的なものではないかもしれない。なぜなら,スウォドリングで育てられた乳児は,ハイハイや伝い歩きをする機会はなかったものの,オムツ交換などで布を解き放たれたときに,手足や体幹を動かすことはできたはずであるからである。デニスらが観察したことは,ハイハイや伝い歩きなどの経験をするかしないかは,運動発達の大筋を変えない,ということであって,運動経験をまったくせずとも運動発達には影響がない,ということではないからである。スウォドリングで育った乳児も,時間的にはわずかではあっても,頭や四肢を重力に抗して動かす経験はしているはずであるし,基本的な運動発達に必要な経験はしている,と考えても矛盾しないのである。デニスらの観察から導き出される結論はむしろ,歩行獲得のために,ハイハイや伝い歩きなどの里程標を経由する必要は

ない，ということになるのだろう。階段登りの訓練についても，ゲゼルらが行った「訓練」は，乳児を支えて受動的に階段を登る運動をさせることであった。この「訓練」の効果がなかったのは，むしろそのような受動的な「訓練」が，有効な刺激となりえないことを示した，と解釈するべきだからなのかもしれない。いずれにせよ，乳児をまったく外界からの刺激が与えられない状態にしておくことは不可能だということなのである。

　経験説の火つけ役となったのは，パブロフの条件づけの実験である。彼の犬の条件づけによる学習の実験は，環境や経験によって動物の行動様式が決定されることを示した。定義することが難しい，意識や自由意思といった記述的な説明によるヒトの心理の説明に満足できなかった心理学者は，パブロフの実験こそ，科学的にヒトの発達を研究する方法論を示していると考えた。新生児の脳の機能をまったくの白紙（タブラ・ラサ）と考え，そこに刺激が加わることによって，行動パターンや認知装置がつくり出されると主張する行動主義的心理学は，「もし私に10人くらいの健康な子どもを任せてくれれば，彼らを育てるための，特別な環境で育て，その中のだれでも，いかなるタイプの専門家にでもしてみせることを保証しよう」と言い切る心理学者さえうみだした。条件づけによる実験は，与えられた刺激とそれによって新たに獲得された行動パターンの関係を分析することによって，発達の研究から成人の複雑な認知行動装置の性質がどんなものであるのか演繹的に説明できるという魅力があった。しかし後述するように，タブラ・ラサであると仮定した乳児の神経機能が，すでにある一定の構造をもっていると考えざるをえないような事実が次々に明らかになったのである。行動主義はその実体を定義することが困難な「意図」とか「愛情」といった心的な過程でヒトや動物の行動を説明することを避けようとした。そしてそのために，動物の中で起こっている過程をブラックボックスとしてそれ以上追及することを避け，厳密に検証できる「刺激」と，その結果生ずる「行動」のみを分析の対象としたのであった。しかし物理的に厳密に定義すれば常に一定の知覚を引き起こすはずである「刺激」が，実際には被験者によって異なった知覚を引き起こしていること（たとえば錯視）や，高等動物では「刺激」によって引き起こ

される行動が被験動物（者）の「意図」としかいいようのない心的機構によって修飾されることなどが明らかになり、行動主義的なアプローチの限界が明らかになったのである。

賢い乳児

　乳児の行動の研究者は、長い間誤った先入観で乳児の行動をみていた。乳児は「中脳」動物である、という言葉は、生得説経験説いずれを信じるのであれ、生まれたばかりの乳児の脳には単純な反射機能があるだけだという信念に基づくものであった。しかし、近年になって、乳児には経験したことのない事象や刺激に対して、生得的で合理的な対応行動があることが明らかになってきた。特に、タブラ・ラサであるとされた新生児に見られる外界への適応行動は、神経系に適応行動を生ずる構造が生得的に存在することの証拠である。一例を挙げると、おもちゃなどの対象に手を伸ばすリーチングという行為は、通常生後4カ月ごろから表われるとされている。そしてリーチングに先だって、顔の向いたほうの上肢が伸びる非対称性緊張性頸反射（原始反射）や自分の手を見つめるハンドリガードなどの行動を通じて、まず自分の手を認識し、さらにそれを動かすことによって、視覚（自分の手が動くことを見る）と自分の手を動かすという感覚のあいだの異感性間協応（intersensory coordination）が成立することが必須条件であると考えられていた。しかしバウアー Bower, T. G. R. は、新生児の頭部をうまく固定し視野内におもちゃなどを置くと、リーチング運動が引き起こされることを観察したのである（Bower, 1977）。当然のことながら、新生児は胎内でリーチングの経験はないはずであるから、視覚にとらえられたもの（おもちゃなど）に手を伸ばす反応は（そのメカニズムがどうであれ）生得的と言わざるをえない。さらに新生児は、眼前に箱などが急速に近づいてくると、上肢を顔の前にもち上げてあたかも顔に衝突するのを避けるような動きをすることも明らかになった。急速に移動する箱が起こした空気の動きによる反射的な行動である可能性を否定するために、布のスクリーンに映した近づいてくる箱の

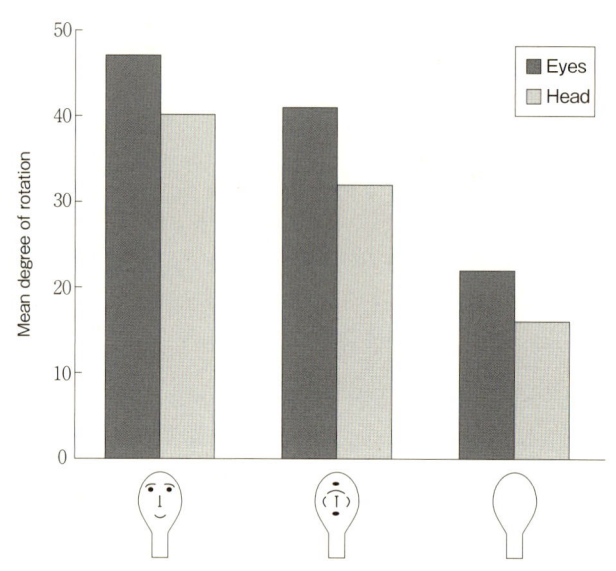

図1-2 新生児による顔の追視（Johnson, 1997）
人の顔の方が，追視する角度が大きい。

陰影でも同様の実験が行われ，この場合でも同じ行動が見られることから，新生児には視覚的なイメージから逃避反応を起こす能力があることがわかったのである。バウアー以外の研究者も，新生児の豊かな生得的反応を記載している。ジョンソン Johnson, M. N. は生まれたばかりの新生児の追視行動を観察し，顔の輪郭だけを見せたよりも，顔そのものを見せた場合のほうがずっとよく追視することを明らかにした（図1-2）(Johnson, 1997)。新生児には生得的に自分と同種の動物の顔に注意を向けるシステムがすでに備わっている，と考えるしか説明のしようがない。さらにメルツォフ Meltzoff, A. N. らは，新生児に向き合って，舌を出したり，唇をすぼめたりすると，偶然には決して起こりえない高率で，同じ表情を「模倣」することを見出した（Meltzoff & Moore, 1977）。私たち成人が行動の模倣をするためには，モデルの身体と対応する自分の身体の部分を認識している必要がある。しかし新生児には，目の前に突き出されたものが，舌であるという認識はもちろんな

いはずであるし，それに対応する部分（つまり舌）が自分にあるということさえ「意識」していないのである。外界での経験がまったくないはずの新生児にこれほど豊かな生得的な対応のレパートリーがあることはどのように説明すればよいのであろうか。行動主義的心理学の，生まれたばかりのヒトの心的状態をタブラ・ラサとする考えでは，決して説明できない。さらに，経験していない事象に対する対応行動が可能である，という事実は経験説で説明できないだけではなく，無理に説明しようとするとエックルスのように心身二元論に頼らざるをえなくなったり，神秘主義的な立場に立たざるをえなくなる。しかし，そこまでしなくてもバウアーらの観察した新生児の反応は，ダーウィニズムと，感覚系と運動系をつなぐ経路にいくつかの異なるレベルがあるとするモデルで説明できるのである。

　ダーウィンはランの一種が，蜜を集めに来るハチの習性をうまく利用して受粉することを紹介している。ある種のランの花は，ある種のハチの雌に形態がよく似ており，花を雌と間違えた雄がつかまると，ハチの体に花粉がつくように「巧妙」にできている。この「巧妙」な仕掛けの成立を説明するのは，神の御業，にたよるのでなければ，自然選択説しかない。たまたまハチに似た花をつけるようになったランが，繁殖に成功し現在生き残っているのである。ここで注意したいことは，決してランの花はハチの姿を「経験」していないことだ。感覚をもたない（と考えられている）植物との比較はわかりにくいのであれば，動物の擬態を例にあげてもよい。たとえばナナフシムシやコノハムシは，決して枝や葉を生まれる前に経験しているのではない。しかし，その形態はその虫にとって初めて知覚する外界と生得的に対応しているのである。ヒトの新生児の外界への生得的な対応性も，進化論的には上記の擬態などと同様の歴史をもっていると考えればよいのである。現段階ではヒトでは証明されていないが，サルでは顔を認識するニューロン群があることがわかっている（Desimone, 1991）。このニューロン群は，サルの乳児がサルの顔を見せられたときだけに活動電位を発生するという。自分と同じ種の姿を見たときだけに反応する仕組みは，まだ自立できないサルの乳児にとっては，生存に有利に働くのであろう。

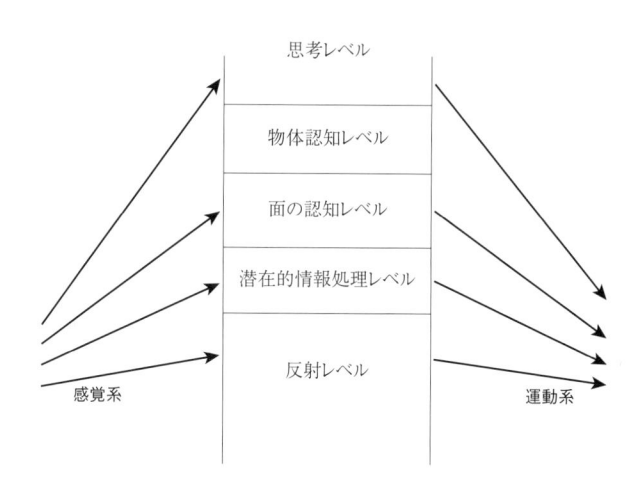

第1部　子どもとその発達を理解する

図1-3　はしご段モデル（下條, 1996）

　それでは，新生児の模倣行動や，近づいてくる物体を避ける行動はどのように考えればよいのだろうか。新生児が，向き合った成人の表情を模倣する，という事実が私たち成人に「奇異」に感じられるのは，私たちの模倣システムを前提に考えているからである。私たちが「真似」をしているとき，手本となる他人の行動は「手本」として認識されている。「真似をする」という意識がまだ成立しえない新生児では，論理的に真似はできないはずである，というのが私たちの「大人の論理」である。しかし図1-3に示したような，感覚系と運動系をつなぐ経路の「はしご段モデル」を考えれば，無理なく説明できる（下條, 1996）。このモデルの反射レベルと潜在的情報処理レベルを介した反応は自覚されない。自覚されないのであれば，乳児が自分の体の部分と真似をする対象の対応関係を知っている必要はないのである。そしてこの意識されない情報処理レベルは，前述の進化論的な機序で種の中に形づくられてきたと考えることができる。

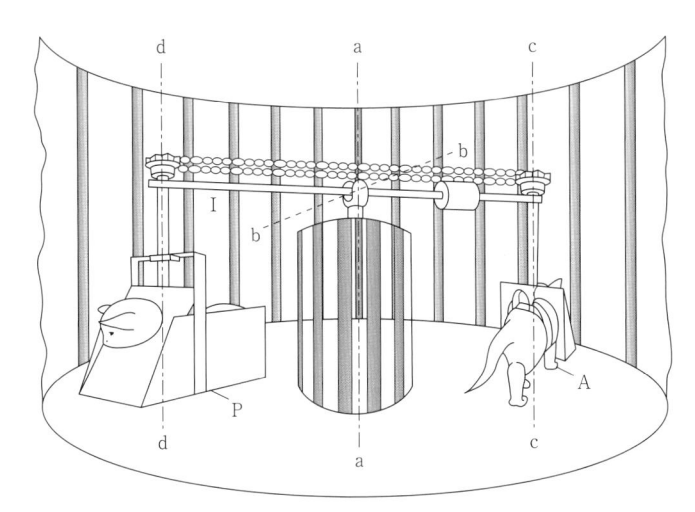

図 1-4　ヘルドとヘインによる「能動運動ネコ」と「受動運動ネコ」の実験（Held & Hein, 1963）

運動と知覚，認知

　乳児は統合された存在である。その発達を運動，知覚，認知，社会性，言語などと分けて述べるのは，心身二元論的な発想が私たちの中に残っていることと，発達評価の手法が，乳児の能力のごく一面しか検出できないためだからである。また実際の臨床の場で，発達を評価するときの便宜のためもある。心身二元論では，意識を上位におき，運動は意識によって生じる二次的な結果としかみなされていなかった。しかし乳児においては運動と知覚，認知は不可分であり，発達の研究もこの両者を切り離して行うことはできない。発達初期における運動と認知の関係をネコを使って示したのがヘルド Held, R. らの有名な実験である（Held & Hein, 1963）。図 1-4 のような装置に，生まれてから暗室の中で育てて視覚刺激を受けなかった 2 匹の仔ネコをいれ，片方は自分の足で動けるようにし，もう一方は視覚刺激は同じであるが，運動はすべてもう一方の仔ネコの動きに従属的にしかできないようにした。自分で歩けたネコは正常の発達を遂げたが，それとまったく同じ視覚刺激を受

けていたはずの「従属」ネコは，空間認知に障害をもったネコになったという。これは，空間認知の発達のために，視覚と運動覚（自分が運動しているという感覚＝足の裏の触覚，関節からの知覚，運動を意図する心的経験など）の異感性間協応のプロセスが，必要であることを示している，ということができる。ヘルドらの実験を待つまでもなく，成人においても知覚と運動が切り離せないものであるのは，よく考えてみれば自明のことである。知覚を伴わない運動は，通常の状態では存在しない。運動に知覚が伴うことがいかに重要かということは，「他人の手症候群」という疾患から明らかである（Crick, 1994）。帯状回とよばれる大脳皮質の障害で生じるこの症候群の患者は，他人からみればまったく合目的的に動いている自分の手を，自分の手と感じることができず，自分の意思と手の動きは無関係であるといいはる。運動によって生じた感覚を「自覚」して，はじめて随意運動がなりたつのである。

　運動は空間認知能力獲得に重要であるだけでなく，ヒトを含めた動物の外界への働きかけの出力でもある。乳児のさまざまな運動によって，乳児の周りの環境が変化するような仕組みをつくって観察すると，外界の環境の変化によって強化されることが知られている。たとえば，頭の動きで回転モビールのスイッチが入るようにしておくと，乳児はしきりに頭を動かしてモビールをコントロールしようとし，うまくいくと微笑みを浮かべるという（Papousek, 1969）。しばらくすると乳児はモビールのコントロールに興味を失うが，前とは違った頭の動かし方をしないとモビールのスイッチがはいらないように設定を変えると，俄然頭を動かしはじめ，新しい動かし方に気づくと，また微笑みを浮かべて満足そうな表情をするという。このように，運動によって外界に変化を引き起こすことを喜ぶ性向を乳児はもっているらしい。広い意味の好奇心といってよいと思うが，これも常に体温を一定に保ち，体重あたり多量の食物をとらなければ生存できない哺乳類が，進化の過程で獲得した性向なのであろう。逆の言い方をすれば，好奇心のない個体は変化する環境に対応できず今日まで生き残れなかったのであろう。

還元主義の挑戦

　意識を含めたヒトの精神運動機能を，すべて脳の働きに帰して説明しようとする考え方を還元主義と呼んでいる。前述のエックルスはシナプス活動にすべての神経機能の源泉があると考えたが，一連の脳活動の最初のシナプス活動が起こるためには，サイコンという質量も大きさももたない精神粒子がなければ説明できないとし，還元主義を否定したことはすでに述べた。このように，ヒトの精神運動機能をすべて物質や細胞レベルで解明することはできないとする考えが依然あるが，神経科学者の大部分は，最終的にはニューロンのネットワークでヒトの精神運動機能が説明できると信じている。近年の神経科学の進歩は，神経系がニューロンとグリア細胞を基本骨格としてでき上がっていること，一つ一つのニューロンやグリア細胞の機能は，DNAの配列によって遺伝子上にコードされた情報に基づいてコントロールされていることを明らかにした。発達に伴う脳機能の変化が起きるためには，遺伝子情報の一つとしてDNA鎖の上に保存された転写調節部位（プロモーターなど）によって，細胞内の時間的経過にしたがって，順序だてて必要な蛋白質が合成されることがまず第1条件である。しかし神経系の発達には，そこに外界からの刺激が加わることが必須であることが，ヒューベル Hubel, D. らの視覚野の研究によって明らかになった（Hubel & Wiesel, 1970）。現在発達の見方は，生得説でも経験説でもなく，刺激による修飾をうけながら生得的（遺伝的）構造が変化するプロセスとみなすのが主流である。発達の物質的な基盤に関する理解は年々深まっており，時間はかかってもいずれ意識を含めた精神運動機能が明らかになると信じる研究者が多い（Fetcho & O'Malley, 1997）。

　さて近年の「還元主義」的な発達観をいだく研究者にとって，分子遺伝学の研究同様，精神運動機能を解明する強力な手段と考えられているのが，ニューロイメージングとコンピューターによる神経機能のシミュレーションである。行動主義心理学者が採用した，刺激と反応の関係を調べることによっ

て動物の神経系に起こる一連の変化を探ろうとする姿勢は，基本的には現在の「還元主義」的な研究者にも引き継がれている。ただし変化が起こる場の構造についてはそれ以上追及しなかったかつての行動主義心理学者とは異なり，実際に動物の神経系に起こっていることを，細胞，物質レベルで解明しようとしている。しかし，これまでの方法論には多くの制約があった。まず第一に実際に細胞レベルで起こっている変化を，in vivo（ラテン語：生きたままの状態で）で観察することの技術的な制約があり，ニューロン同士の関係やシナプス活動の観察は，生きた動物から切り出された神経系の切片を使って行われてきた。ネコやサルなどの高等動物の脳に電極を植え込んで，行動と脳内の特定の細胞群の活動電位の対応を見る実験系はこれまでに目覚ましい成果をあげてきた。しかし，一つ一つのニューロンが，どのような振るまいをしているのか，細胞レベルで確認することはできなかった。近年，実際に生きたままの動物のニューロンがどのように活動しているのか，視覚的に確認する方法が開発されている。特殊な顕微鏡と細胞内の化学的なプロセスを蛍光発色で示す色素を併用することによって，細胞内のカルシウム濃度の変化やシナプス小胞と細胞膜の癒合，活動電位発生に伴うATP変化などを，生きた動物のニューロンで実際に視覚的に観察することができるようになった（Fetcho & O'Malley, 1997）。現在のところ，神経系が透けてみえるゼブラフィッシュや，頭蓋骨に観察用の穴をあけたラットなどの下等哺乳類でしか行われていないが，動物の行動とニューロン活動間の基本的な関係がこれらの方法で解明されれば，ヒトの神経機能の解明に有用であろう。

　高等哺乳類の脳内電極による実験の一番大きな制約は，動物が外から観察しうる行動を起こすようなパラダイムしか使えないということであろう。知覚や認知，さらには言語活動といった神経活動についての研究はできなかった。しかしそれらも近年の機能的磁気共鳴イメージング（functional MRI：fMRI），ポジトロンエミッショントモグラフィー（positron emission tomography：PET），脳磁図，光トポグラフィーなどの開発によって，ヒトを対象とした非侵襲的な研究が可能となった。脳磁図以外の方法は，脳の血流や代謝変化を検知するものだが，時間空間的解像度をあげることによって，

脳の一部分に短時間に起こった血流の変化をとらえることができる。知覚や言語活動に脳のどの部分が関与しているのか，多くの知見が蓄積されつつある。比較的非侵襲的とはいえ，各種の注射が必要であったり，体動があると検査不能であるため，乳幼児での知見はすべて，さまざまな神経疾患をもつ鎮静状態の小児からのものに限られており，現時点まで，発達研究への寄与はあまり多くない。しかしたとえば光トポグラフィーは，近赤外光を頭皮表面から脳に向けて照射し，その反射光を頭皮上においた検出器で測定する方法であり，まったく非侵襲的で鎮静を必要とせず，乳幼児の検査に適している（小泉，1998）。頭皮や骨は近赤外線に対して透明であるために，脳表面の還元，酸化ヘモグロビンの定量を行うことによって，同部分の血流状態を知ることができる。

　ニューロイメージングではないが，脳表面に磁場をかけて微小電流を生じさせる経頭蓋磁気刺激法も，サルなどで行われていた脳の刺激実験をほとんど非侵襲的に行うことのできる方法であり，成人の大脳皮質の機能研究に大きな成果をもたらしている。ただし，現在のところ乳幼児への使用には倫理的な問題点がある。

　これまで述べてきた新しい方法論は，細胞レベルあるいは細胞群レベルの神経機能研究に有用であるが，神経系全体の協調的な作動機構のフレームワークを解明するために必要な情報を十分に得るには至っていない。局所的な情報を少しずつ積み上げてゆくことは重要だが，同時に神経系全体の構造のモデルをつくり，事実との適合性を検証してゆくトップダウンのアプローチも重要である。コンピューターによる神経ネットワークのシミュレーションは，発達研究の強力な方法論となる可能性がある。最初に述べたデネットやエーデルマンは，真剣に「意識」をもつロボットの制作を開始している。「タブラ・ラサ」ではないが，成人に比べて単純な乳児の精神運動機能をもつロボットを作成し，発達に伴う機能の増加をシミュレートすることによって，発達の基本構造への洞察が得られるだけではなく，はるかに複雑な成人の精神運動機能をもつロボットを完成する道筋のヒントが得られるかもしれない。

第1部　子どもとその発達を理解する

文　　献

Bower, T. G. R. (1977): A primer of infant development. WH Freeman and Company, San Francisco. 岡本夏木他共訳 (1980): 乳児期. ミネルヴァ書房.
Crick, F. (1994): The astonishing hypothesis: The scientific search for the Soul. Charles Scribner's Sons, New York.
Denett, D. (1996): Kind of mind. Basic Books, New York. 土屋　俊訳 (1997): 心はどこにあるのか. 草思社.
Dennis, W. & Dennis, M. G. (1940): The effect of cradling practice upon the onset of walking in Hopi children. J Genet Psychol, 56, 77-86.
Desimone, R. (1991): Face-selective cells in the temporal cortex of monkeys. J Cognit Neurosci, 3, 1-8.
Eccles, J. C. (1989): Evolution of the brain: Creation of the self. Routledge, London. 伊藤正男訳 (1990): 脳の進化. 東京大学出版会.
Edelman, G. M. (1992): Bright air, brilliant fire. Basic Books, New York. 金子隆芳訳 (1995): 脳から心へ. 新曜社.
Fetcho, J. R. & O'Malley, D. M. (1997): Imaging neuronal networks in behaving animals. Current Opinion in Neurobiology, 7, 832-838.
Gesell, A. & Amatruda, C. S. (1974): Developmental diagnosis: Normal and abnormal development. Harper & Row, Hagerstown.
Gesell, A. & Thompson, H. (1929): Learning and growth in infant twins: An experimental study by the method of co-twin control. Genet Psychol Monogr, 6, 61-125.
Held, R. & Hein, A. (1963): Movement-produced stimulation in the development of visually guided behavior. J Comp Physiol Psychol, 37, 87-95.
Hubel, D. & Wiesel, T. N. (1970): The period of susceptibility to the physiological effects of unilateral eye closure in kittens. J Physiol (Lond), 206, 419-436.
Johnson, M. N. (1997): Developmental cognitive neuroscience. Blackwell, London.
小泉英明 (1998): 新しい無侵襲高次脳機能計測法—光トポグラフィ——. 神経心理学, 14, 19-25.
Meltzoff, A. N. & Moore, M. K. (1977): Imitation of facial & manual gestures by human neonates. Science 198, 74-78.
Papousek, H. (1969): Individual variability in learned responses in human infants. In R. J. Robinson (Ed): Brain and early behaviour. Academic Press, London.
榊原洋一 (1995): ヒトの発達とはなにか. 筑摩新書.
下條信輔 (1996): サブリミナルマインド. 中公新書.

鈴木義之 (1965): 小児期における姿勢反射の研究2—脳性小児麻痺児の姿勢反射について—. 日本小児科学会雑誌, 70, 251-261.

第1部　子どもとその発達を理解する

第2章　脳科学研究と保育

脳科学研究とは

　脳科学という言葉は，私が医師になったころにはありませんでした。では，そうした研究はなかったのかというとそうではありません。神経科学という名前がちゃんとあり，現在でもその名前を冠した雑誌が刊行されています。神経科学は英語ではNeuroscience（ニューロサイエンス）といい，脳だけでなく，末梢神経（手足の先まで通ってきている神経）や脊髄，感覚器（目，耳など）の機能や構造について研究する学問分野です。では，なぜ最近になって脳科学という言葉がさかんに使われるようになったのでしょうか。その理由はいくつかあると思います。

1．神経科学の限界

　神経科学が対象としたのは，脳や末梢神経の構造や機能の中でも，実験室で研究できる基礎的なことが中心でした。言葉や心理状態といった，いわゆる高次脳機能とよばれる機能について研究する科学的な方法は限られていました。脳出血や脳腫瘍で手術をしたり，あるいは不幸にもなくなった人の臨床症状と，脳の病理所見を対比させる方法は，そうした方法の一つです。それでも，そうした脳の病理と，臨床症状を対比させる研究によって，人の言語半球は左にあることや，言語はいくつかの言語中枢の共同作業によって生まれていることなどがわかっていました。

　こうした方法での人の神経機能の研究には大きな問題がありました。それは，健康な人がさまざまな活動をしているとき，実際に脳がどのように働い

ているのかということを直接確かめることができないということです。

　実際に活動している時（リアルタイムといいます）の神経系の働きを調べるために，先人が考え出した方法は，動物実験で脳に針状の電極を差し込んで研究するという方法です。動物にとっては残酷な方法ですが，こうした方法によって，動物が物を見たり，音をきいたり，手足を動かしたりするときに，脳のどの部分に電気的活動が起こるか詳しく研究されました。もちろん動物実験でわかったことがそのまま人に当てはまるわけではありませんが，手足の動きや，視聴覚などの基本的な脳の働きについては多くのことが明らかになりました。

　しかしこうした方法では絶対にわからないことがありました。それは人に特有の脳の働きである，言語や高い抽象的な能力です。言葉については説明はいらないと思います。言葉以外ではたとえば数学的能力です。別に高等な数学ではなくても，3＋5を計算するときには脳のどの部分を使うのか，といったことは動物実験では絶対にわかりません。こうした能力についての脳の働きについてのこれまでの知識は，ごく稀に脳出血などの後遺症として数学計算だけができなくなった患者さんの脳病理から得られたものくらいでした。足し算と引き算では，脳の使う部分が違うのかといったことすらわかりませんでした。

2．脳画像イメージング法の出現

　こうしたこれまでの研究法の限界を超えることができるようになったのが，近年のコンピューター技術などを駆使した，脳画像検査機器の発達です。PETスキャンや機能的MRI，近赤外スペクトロスコピー（光トポグラフィー）などがそうした機器にあたります。こうした機器は，脳内でリアルタイムで起こっている神経活動を見ることができるということです。

　PETスキャンは，人体に影響を与えない放射性同位元素の化合物を注射し，それが脳内でどのように代謝されるのかを見ることができる装置です。人が何らかの行動をしているとき，神経細胞のエネルギー源であるブドウ糖が脳のどの部分でどのくらい使われるのかをPETスキャンで見ることに

よって，脳のどの部分の神経細胞がその行動の中枢であるのかがわかります。また機能的 MRI では，ヘモグロビンの脳内での動きを見ることができます。ヘモグロビンは血液の成分ですから，ある特定の活動をしたときに血液の流れが増える部分を調べることができるのです。

　こうした脳画像イメージングを使って，計算をしたり，言葉を使ったりしたときの脳内の活動の様子を見ることができるようになりました。こうした方法でわかったことの多くは，従来の方法である程度はわかっていたことでした。

　しかし，中には従来の方法では決してわからなかったこともあります。たとえば，点字を読むことができるのは，指先の皮膚の感覚を通じてです。通常指先の感覚は，頭のてっぺんあたりにある頭頂葉と呼ばれる部分に中枢がありますので，点字を読んでいる視力障害の人ではその部分の血流が増えているはずです。ところが調べてみたところ，驚くべきことに点字を読んでいる視力障害者では，後頭葉の視覚中枢の血流が増えていたのです。つまり，指先で本当に「読んでいた」のです。

　こうして，脳画像イメージングの方法によって，人の高次脳機能について，膨大な知識が蓄積されてきました。神経科学に代わって脳科学という言葉がでてきたのは，こうした神経の中でも脳に関する知識が急速に増加してきたことと関係しているのです。

脳画像イメージングの限界

1．自閉症の子どもの脳の働き

　たとえば自閉症の子どもや大人の脳の働きについても多くの事実がわかってきました。自閉症の人の脳の構造は，これまでの病理解剖や CT スキャンで調べた限りはまったく正常でした。脳画像イメージングによって，自閉症の人は，他人の表情や体の動きを理解する側頭葉の一部の活動が低いことがわかりました。これは自閉症の子どもが，親や保育者の出している社会的な

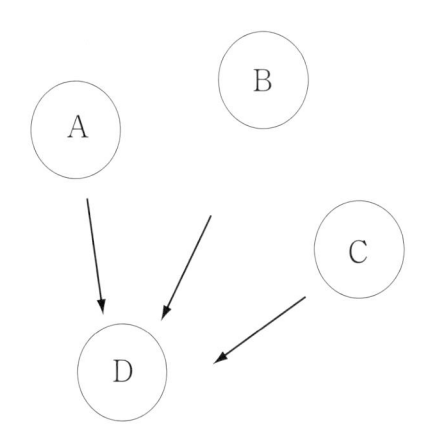

図2-1 脳活動のネットワークの模式図

サインに気がつかないことの原因であろうと考えられています。また，他人がどのような気持ちであるかを理解する前頭葉の部分の活性化が低いこと，感情をつかさどる扁桃体とよばれる部分の血流が低いことなども相次いでわかってきています。

2．脳は複雑なネットワーク

こうした知見はきわめて重要なのですが，その解釈はなかなか難しいのです。「脳画像検査でどこどこの部分の活性が低い」というと，すぐに「その部分の活動が低いことが，原因だ」と思いたくなります。しかし，そう単純ではないのです。脳の他の部分に原因があり，その結果その部分が活性化されないのかもしれないのです。脳は複雑なネットワークです。図2-1は，ある脳活動が起こる順番を模式化したものです。まず最初にA，B，Cの三つの部分で神経活動が起こり，それが一度にDに伝わりDが活性化されるという具合に情報が伝わります。実際に脳画像検査でわかるのはDの活動だけだとすると，どうしてもDがその神経活動の中枢だと思いたくなります。でも，おわかりのように，実際はA，B，Cの三つが同時に活性化することがDが

活性化する原因なのです。

もちろんさまざまな方法を駆使して，A，B，Cにあたる部分がどこであるのかを調べる努力がされていますが，まだまだわからないことが多いのです。

3．使えばその部分の機能が高くなるか？

こうした脳画像の所見を理由に，たとえば前頭葉を鍛えるのに良い行動が紹介されています。本を音読したり，身体を接触させるあそびや，ハイハイをさせるなどさまざまですが，そうした活動が前頭葉を発達させる，という理論の根拠になっているのが，脳画像検査でそうした行動が，前頭葉の血流（ないし代謝）を活発にさせるという所見です。前頭葉が活発に使われるということは事実だと思いますが，使えばその部分の能力が高まる，とはどうしていえるのでしょうか。じつは，そうしたことについてはまったく検証されていないのです。絵をじっと見れば，視覚野のある後頭葉の血流が増えます。では，ずっと絵を見続ければ視覚は良くなるのでしょうか。そんな証拠はありません。前頭葉をたくさん使うことが，判断や社会性の中枢であるといわれている前頭葉の機能を良くするといった実証されたデータはないのです。

脳科学以上に重要な保育者の視点

テレビやゲームをすると前頭葉の機能が落ち，切れやすくなるという衝撃的な内容の「ゲーム脳」理論もそうした実証的な裏づけを欠く理論です。テレビの長時間視聴やゲーム漬けの生活を改めたいという世の多くの親の期待にこたえる内容だったために，大きな反響をよびましたが，前頭葉の脳波を測定しただけのこの理論はまったく検証されていないのです。

子どもの生活環境が子どもの発達に及ぼす影響について，「脳科学的に証明された」とされる多くの考え方が，数多くあります。乳幼児のテレビ視聴（悪影響），睡眠リズムの乱れ（悪影響），早期教育（良い影響）などがそう

したものの代表です。もちろん，こうしたさまざまな環境や刺激が，子どもの発達にどのような影響を与えるのか，きちんとした実証に基づいて解明する必要があります。しかしそれは脳科学のみでは不可能で，長期間たくさんの子どもを追跡調査するコホート研究などが必要です。そうした息の長い研究方法を通じてのみ，真の実態があきらかになるのです。

　環境が子どもの発達に与える影響をきちんと判断する上で脳科学以上に重要なのが，保育士や幼稚園教諭のような保育者です。親は自分の子どもの経験しかなく，私のような小児科医は，診療所や病院でしか子どもを見ていません。乳幼児の日常の行動を集団として観察し，その正常像をいつも見ている保育者は，正常域から逸脱した子どもを敏感に感知することができる重要な位置にいます。集団生活ができなかったり，指示が通りにくい子どもたちに幼少期から気づき，必要があれば保護者にそのことを知らせていくことは，今後子どもの発達の専門家としての役割が期待される保育者の重要な仕事になってくると思います。

第1部　子どもとその発達を理解する

第3章　子どもの生きる力

乳児の発達する力

　子どもはか弱く，守られるべき存在だと思われる方は多いと思います。世の中を生きていくための能力という意味で言えば，まさにその通りです。私たち大人には，子どもたちを手助けし保護する義務があります。

　乳幼児は，そうした子どもたちの中でも，最も脆弱な存在と考えられてきました。自分で移動し，食べる能力のない乳児は，ほんの数日放置されていただけで，命を落としてしまいます。

　乳幼児は弱くはかない存在である，という先入観は，生まれたばかりの人の新生児は，まったく何も書かれていない空白の板（タブラ・ラサ）であると信じられていたことからしても無理はありません。

　しかし，近年の乳幼児の発達心理学，行動学，そして脳科学の発展によって，乳幼児にはきわめて能動的で力強い成長発達する力が潜んでいることがわかってきました。

新生児の視力を計る

　新生児，乳児の視力や，人の顔を見分ける（認知する）能力についての研究は，そうした研究の中で最も進んでいます。

　かつては，生まれたばかりの赤ちゃんは，目が見えないと思われていました。赤ちゃん研究すべてがそうですが，赤ちゃんにきいてみることができないので，確認のしようがなかったのです。

乳児の行動の観察方法にいろいろな工夫がされ，言葉やうなずいてこたえるすべのない乳児が，まわりの世界をどのように観察し考えているのか判定する方法が考案されました。選好的注視や，馴化法といった名前のついた観察方法は，今世界中の乳児研究者がさかんに使っている方法です。

　乳児には，まったく模様のない均質な画面より，縞模様などのコントラストのついた画面をより長く注視する性質があります。どうして，縞模様のほうをより長く注視するのかその理由はわかりませんが，たくさんの乳児で試してみると，皆そうした傾向をもっていることがわかります。

　この方法を使って，新生児の視力を調べることができます。まず，新生児の目の前に，白い紙を示し，それを注視する時間を計ります。ついで，白い紙に太い縞模様が入ったものを提示します。すると，先に説明したように，新生児は縞の入ったほうの紙を長く見つめます。さて，この縞模様をしだいに細くしていくとどうなるでしょうか。私たち大人も，非常に細かい縞模様を遠くから見つめると，縞模様ではなくて，全体が灰色に見えるようになります。これは難しくいうと，視覚の分解能を超えたために，細い線が見分けられなくなったために起こる現象です。新聞の写真などが細かい点から成っていることや，テレビの画像も横の細い線（走査線）によって出来上がっていることも，こうした人間の視覚の分解能の限界を利用したものです。

　さて，新生児の目の前に提示する縞模様の縞の間隔がある値以下になると，縞模様のない紙を注視する時間と，違わなくなってきます。このときの縞模様の細かさが，新生児の見分けられる細かさ（分解能）の限界になります。このようにして調べると，新生児に見分けられる縞模様は，大人である私たちより太いことがわかります。これは，カメラでいうと新生児の目は少しピントがぼやけていることになります。

　縞模様の細さではなく，縞のコントラストや明るさを変化させて，新生児の前に提示し，注視する時間を計ることによって，新生児の視力を客観的に知ることもできます。こうした方法によって，新生児はコントラストや色の感覚は成人より鈍く，また焦点もすこしぼけているものの，目の前のコントラストのはっきりしたものは見えることが明らかになったのです。

視線を見分ける

　馴化法というのは，乳幼児の「慣れ」あるいは「飽き」を利用した方法です。私たち人間は，同じことや同じものを繰り返して見たりきいたりすると，そのものやことに飽きてきます。乳児も同じ絵を見せつづけると，最初のうちは一生懸命注視しますが，そのうちにあまり注視しなくなります。

　たとえば，同じ絵を一定の間隔で繰り返して，見せます（たとえば10秒間隔で5秒間）。最初のうちは，しばらく絵を注視しますが，そのうちに慣れてきて（あるいは飽きてきて），注視する時間が短くなってきます。これが馴化と呼ばれる現象です。ところが，こうして慣れてきたときに，別の絵を見せると，また最初と同じように長い時間注視をするのです。これは乳児が，絵が変わったことに気がついたからです。

　4カ月の乳児は，人の視線の方向に気がついていることがわかっています。他人の視線の先には，その他人が興味をもっているものがある，ということを理解することにつながる重要な能力です。視線に気づいていることは，次のような馴化法で確認することができます。注視時間を計るのではなく，乳児研究ならではのユニークな「慣れ」の検出方法を使うのです。それはどんな乳児でもうまくできることを利用するものです。

　どんな乳児にでもできることといえば，乳首から母乳（ミルク）を飲むことです。人工の乳首に乳児が乳首を吸う運動に反応するセンサーをつけておき，吸う回数をモニターするのです。何回も同じ刺激にさらされていると，しだいに吸う回数が減ってきますが，今までと違った新たな刺激に接すると，急に吸う回数が増えるのです。

　まず，4カ月の乳児に，まっすぐ前を向いている人の顔を続けて見せます。乳児の注視時間や，センサーのついた人工の乳首を吸う回数を測定すると，何回も見せているうちに，注視時間は短くなり，乳首センサーによる方法では乳首を吸う回数がしだいに馴化によって少なくなってゆきます。そこで，同じ人の顔でまっすぐ前ではなく，目が横を向いている顔を見せるのです。

すると、注視時間なら延長し、乳首の吸う回数ではそれが急に増えるのです。

もともと、乳児は目に見えるものの中で、人の顔、特に目元や口元をよく見る傾向があります。そのメカニズムはわかりませんが、生まれつきそのような傾向をもっていることは確かです。そして、生後数カ月のうちに、自分の周りにいる大人が、自分を見つめているのか、あるいは自分以外の何かを見ているのか、はっきり判別できるようになるのです。

他人の視線を理解することは、後に他人の心を理解する能力に発展する、社会的能力の萌芽であると考えられています。そうした視線の方向の違いに、生後数カ月で気がつくように乳児の脳はあらかじめ調整されていると考えることができます。

顔の認知

こうした他人の目元や口元の動きを敏感に感知する脳の部分がどこであるのか、最近の脳イメージング検査で知ることができます。機能的MRIや光トポグラフィーという装置を使うと、まったく子どもに苦痛を与えることなく、脳内の働きを知ることができます。

こうした方法を使うと、他人の目元や口元の細かな動きを感知する部位は、右の側頭葉の狭い部分に集中していることまでわかっています。この部位には個人差はほとんどありません。つまり、脳の中に、他人の目や口あるいは手足の動きにだけ敏感に反応する部位があるということなのです。乳児の脳は、空白の板（タブラ・ラサ）であると考えられていた時代があると前に述べましたが、そうではなく生まれたときから、いや生まれる前から、すでにまだ見たことのない世界に対応できるような回路が出来上がっているのです。

つまり、乳児の脳は、自分が生まれでる世の中に対応できるように用意周到に設計されていると考えるべきなのです。

視線の方向に気がついた乳児は、さらに他人の顔の中に書き込まれている他の情報に気がつくようになっていきます。人の顔には三つの重要な情報が

書き込まれています。視線の方向（その人の興味の方向），表情（その人の感情），そして個人識別情報（その人がだれか）の三つです。あやすと笑い，にらむと泣くようになるのは，表情が理解できるようになったためです。顔の情報の中で最後に気がつくのが，個人識別情報です。人見知りをするということは，普段自分の世話をしてくれる親や保育者の顔をその他の人の顔と区別できるということです。

　こうした，社会性の萌芽となる能力を，乳児はやすやすと身につけてゆきます。こうした「入力」の発達に比べて，乳児の出力は限られている，と思われるかもしれません。たしかに，乳児は1人で行動して生きてゆくことはできません。まだまだ大人による保護と援助が必要であることは確かです。

　しかし，そうした乳児がまったく大人の意のままになる受身の存在かといえばそうではありません。乳児は，周りの大人をほぼ意のままに操ることができる強力な武器をもっています。

最強の出力系　泣き

　それが乳幼児の「泣き」です。乳幼児の泣き声ほど，大人にとってつらいものはありません。昔から「泣く子と地頭には勝てない」といいますが，乳幼児の泣き声をきくと，どんな大人も平静ではいられません。しかし，乳幼児の泣き声は，周りの大人が平静ではいられないようにすることを最大の目的として発せられていると考えるのが正答なのです。もし，乳幼児の泣き声が，周りの大人にとって心地よいものであったら，乳幼児の生存は脅かされます。空腹，眠気，不快感，痛みといった，乳幼児の心身にとって，そのままでは危険を及ぼしかねない状況を，周りにいる大人に向かって発信しているのが，泣きの本質なのです。

　どんな大人も，なんとしてでも，泣きを止めたいという気持ちになります。泣き声には，抱き上げたり，ミルクを飲ませてみたり，あるいはオムツや衣服の交換，あるいはベッドにつれてゆく，という行動を大人に起こさせるきわめて強力な作用があります。どうしても泣きやまない場合には，医者につ

れてゆく，という日常生活の中では一種の緊急対応までしなくてはなりません。

　こうした，乳幼児の泣きがいかに強力なものであるかは，説明するまでもありません。宮崎駿監督の「千と千尋の神隠し」の中の，強大な力をもつ魔女の湯ババでさえも，赤ん坊が泣き出すと何もできないのは，こうした乳幼児の泣きの社会的な意味をうまく表しています。

　乳幼児の泣きのもつメッセージの強力さは，そうしたユーモラスな話ではなく，悲惨な結果につながることもあります。

　小児（児童）虐待がその悲惨な例です。日本でも，残念ながら児童虐待の発生件数が増えつつあり，年間3万件近く発生しています。児童虐待の「先進国」であるアメリカでは年間150万件近くの児童虐待が発生していますが，そのアメリカでの調査では，児童虐待の中核をなす身体的虐待（性的虐待やネグレクトを除く）の80パーセントが，子どもの泣きが虐待の引き金になっていたといいます。泣き声を止めたい，という大人に強力に引き起こされた感情が，物理的に泣き声を止める，という行動を起こさせてしまった，ということになります。

　このように，乳幼児はたしかに身体的にはか弱い存在かもしれませんが，自分の周りの未知の世界を積極的に理解するという力強い能力をもっているのです。また，直接自分で行動はできなくても，泣きや笑いなどの感情表現によって，周りの大人の行動を左右するすべも知っているのです。

第4章　育児不安
――小児科学の立場から――

はじめに

　育児は人類最古の営みであると言われる。しかしそれは人類全体にとって最古ということであって，子育て中の親の大部分にとっては人生で初めての経験であり，そこに育児不安という状態が出来(しゅったい)する。育児不安の主体は，子育てを行う人であるから，親ということになる。だから子どもは育児不安の動機ではあっても，育児不安の主体ではない。当然の帰結として，小児科の教科書には，「育児不安」という診断名はない。

　英語で書かれた育児書を開いて，育児不安に当たる言葉を探してみるといくつかそれに近いものが見つかる。一つは maternity blues である。日本でもマタニティーブルーという言葉のままで定着している。これは，妊娠，出産，そして育児という経過の中で，母親がさまざまな理由でうつ状態になってしまうものである。子育ての始まる前でも，マタニティーブルーは起こる。おそらく，妊娠，出産に伴うホルモン状態がその発症には関係しており，母親自身の心理的特質，夫との関係，支援体制など複雑な要因がからんでいるとされるが，小児科学の関与はない。

　postpartum depression という診断名もある。これはマタニティーブルーの一部をなしている，出産後のうつ状態のことだ。これには子どもの存在が少し関与してくるが，まだ母親の個人的条件が主な要因である。

　たぶん育児不安に一番近い英語は，parenting stress あるいは parenting worries であろうか。これらの stress や worries は，子どもの存在と，その子どもを取り巻く社会がまさに原因となっている。

第4章　育児不安

　ところでなぜ，小児科学の立場から育児不安について述べよ，という課題が設定されたのであろうか。筆者は次のように考えた。小児科医は，子どもの発達を見守り，疾患や障害を診断し，治療するというのが仕事である。乳児健診や育児相談，あるいは予防接種，そして病気の治療，とさまざまな場所で小児科医は子どもにかかわっている。子どもの発達と健康は，親にとって大きな関心事だ。たいていの親にとっては，少なくとも最初のうちは最大の関心事だといってよいかもしれない。そうした最大の関心事のそばに付き添っているのが，小児科医だ。そんな意味で，小児科医はいつも初期の子育てで親がストレスを感じたり，心配したりすることを扱っている。だから，そうしたストレス源となる事柄について普段の体験から述べよというのが，第一の理由であろう。そしてこのようなストレス源なら，子どもの健康状態が良くなれば減るはずであるから，小児科医が努力すればするほど減るはずだ。

　しかし本当にいつでもそうであろうか。小児科医はまだ自己主張できない子どもの代理人として，社会に向かって発言し，行動を通じて子どもの健康を増進する役割があるとみなされている。これを小児科医のアドボカシー（advocacy）と呼んでいる。しかしついアドボカシーに熱が入り過ぎると，それが子育ての主体である親に大きなストレスを与えてしまっていることに気づかなくなる。つまり小児科学の実践者である，小児科医あるいは保健師といった医療従事者，育児専門家自身，あるいはそうした専門家がつくり上げた育児体制が，図らずも親のストレスになっていることにも目を向けないといけないのである。小児科の立場からは，そのことに触れずに済ませることはできないだろう。

　本章では，まず現代の母親の置かれている立場と，子どもの健康，発達にかかわるストレスの原因（ストレッサー）について述べ，ついで小児科医をはじめとする育児専門家とその体制が関与しているストレッサーについて検討してみたい。

第1部　子どもとその発達を理解する

子育て中の母親の置かれている環境

　ある国の子どもの健康状態を見ようと思った時に、まっ先に参照する健康指標は、乳児死亡率だ。1,000人の乳児のうち1歳の誕生日までに命を落とす乳児の数で示す乳児死亡率は、日本は世界一低く3.2である。医療先進国であるアメリカでもこの数字は7であり、世界200カ国の平均は約60だから、いかに日本の子どもが健康であるかがわかる。この低い乳児死亡率は、日本の小児医療体制の質の反映と見ることもできるが、それよりも生活水準の向上と、国民の健康、医療に関する高い知識の賜物である。
　子どもの死亡率が高い社会では、疾患によって子どもを失うかもしれないという不安は大きい。麻疹は最近でも全世界で年間3,000万人を越す子どもが感染を起こしており、約90万人が命を奪われている。麻疹の最も有効な対策はいうまでもなく予防接種である。日本でも予防接種率が低下すれば、麻疹の発生数や死亡者の数はいつでも増加する可能性がある。しかし、麻疹のような決して死亡率の低くない感染症に対しても、親の不安はあまりないように思える。その証拠に、近年の予防接種法の改正によって親の判断で接種を決めるようになってから、接種率は減少し、最近は年間に100人ほどの死亡者が出るようになっている。予防接種率の低下は、こうした疾患に対して親がさほど不安をもっていない証拠であろう。
　現在の日本で子育て中の親は、子どもの命を心配して悩む必要はほとんどなくなっている。その代わりに、少子化と将来の人口減少を憂える社会からの有形無形の心理的圧力の中で、数少ない子どもを「まとも」な子どもに育てようとがんばっている。
　人にとって子育ては、決して楽な営為ではなかった。現代でこそ、乳児死亡率はひと桁の数字になっているが、人類の数百万年の歴史の中ではほんとうにほんのちょっと前まで、乳児の半分くらいは1歳までに死んでいたのである。そうした大変な作業である子育てを、子どもを産んだ母親だけでできるわけはなく、分業や子育てを支える社会的な仕組みができあがったと思わ

れる。子どもの誕生は，母親や両親，家族だけでなく地域社会の出来事としてとらえられ，出産の介助や，育児中の母親への援助が地域社会の公の活動として行われていた。忌わしい慣習として記憶されている嬰児の間引きにしても，親の個人的行為というより，食料供給と需要の帳じりをあわせる行為として，社会的な行為として行われていたのである。しかし，いったん育てることになった場合には，大家族のメンバーである祖母，叔母，年長の兄弟が子育てを分担した。

　こうした子育て支援体制は，地域によってはまだ残っている。近所の未婚の女性が，当番で乳児の「もり（こもり）」をする習慣がある地方がある。また現在のように人工乳のない時代（といってもそう遠い昔ではない）には，母乳のよく出る乳母にもらい乳をする習慣があった。習慣というより，そうしないと乳児は生きてゆけない切羽詰まった状況だったのである。日本の育児書にも昭和30年代までは「よい乳母の探し方」についての記載があったという。

　国民全体の生活水準の向上，核家族化，施設出産の増加などによって，新生児，乳児の生命の予後は著しく向上した。人工乳の開発によって乳母を探す必要もなくなった。しかし核家族化で，里帰り分娩前後の短い期間を除いては，祖母の手を借りることが難しくなった。高層住宅の空調の効いた，しかしそのために密閉された空間で子育てをしている母親は，近所の子どもや老人とのインターフェイスがきわめて乏しく，一人っきりで子育てをしなくてはならない。かつては子育ては一人では困難だったが，現在は一人でも子育てできるような環境が用意されてしまっている，というべきなのかもしれない。快適な住環境，母乳，人工乳どちらでも選べる栄養，母子手帳と整った健診体制，そして小児医療の進歩などによって，かつてはかなわなかった母親一人での子育てが物理的に可能な社会になったのである。

　しかし，そこで子育てを専任的に担う母親は，もはや明治以前の母親ではない。男女共同参画の時代に生まれ，高学歴で自分の職を責任をもってまっとうしていた女性が，子育てのために，仕事か子育てかといった二者択一を迫られるという経験を経て子育てしている。あるいは，昼間は保育所に子ど

もを預け，疲れきって帰宅した後，短いわが子との時間をいかに効果的に使うか腐心している母親なのである。幸い育児に関する情報は，雑誌，本，テレビ，インターネットなどのメディアを通じて容易に手に入れることができる。それはたしかに育児の助けになる。しかし子育ては知識だけでするものではない。またすべてが知識で解決できるものでもない。夜泣きの意味や，その一般的な特質についていくら知識を貯えても，夜泣きによる親のストレスを軽減することはできない。夜泣きによるストレスを一緒に分かち合う人がいることが必要なのである。

このように，多くの子育て中の（母）親は，もともと本人が少子化時代に生まれ，自分の子どもが初めて身近にみる子どもであり，経験の蓄積がなく，かつては未経験の母親を支援した子育てを共有できる地域の人との接点が少ない，というハンディを背負っているのだ。

健康に育つ子どもでも手がかかる

前述のように日本に生まれた子どもの健康状態は，世界一良好だといってよい。しかし子どもの健康状態が良好なことと，世話がかからず心配事がないこととは，まったく別のことだ。

人の子どもは，他の哺乳動物に比べ未熟な状態で生まれてくるといわれている。人の乳児は多くの草食動物のように，生まれ落ちてすぐに自分で歩いたり，母親の乳首を探し当てて，自分で母乳を飲むことはできない。一人で移動できるようになる1歳前後まで，親が身近にいて運搬し，授乳したり，離乳食を与え続けなくてはならない。しかしその期間の保育者と子どもの密着によって両者間には愛着関係が結ばれ，その関係の中で子どもは言葉を介さない人間関係をつくり上げてゆく。他の動物にはない言葉の発達の基礎は，そうした関係の中で形づくられてゆく。そんな意味で，子育て期間は，生涯を通じた人の発達の中で大きな位置を占めている。そうした密接な関係を必要とする人の乳児は，さまざまな方法で養育者に対して要求を出してくる。子どもが生まれたとたんに，母親はそうした要求を矢継ぎ早に出してくる他

第4章　育児不安

者と一緒に，生活を始めることになるのである。

　子どもが親に出すサインは，親にとって気持ちのよいものもあるが，大部分は親のストレスを高めたり，不安を増強する方向に働くものだ。親の気持ちをなごませるサインとしては笑顔がある。すでに，生まれたばかりの新生児でも，睡眠中に微笑みを浮かべることが知られている。その笑いの意味はわからないが，すでに生まれた時から笑顔をつくる脳の回路ができあがっていることがわかる。乳児は，生後3カ月くらいから，あやしてもらうとにっこりと微笑む，いわゆる社会的笑いを身につける。人に限らず哺乳動物の乳児の顔は，大人に比べて丸く，大人がそれをみて可愛いと感じやすいようにできているが，その顔を有効に使って，親の歓心を最大限に買うように働くのがこの笑いだ。子育てという大変な作業を行う大人に対する，効果的な報酬ということになるだろうか。

　しかし乳児のサインの大部分は，親のストレスを増強させ，不安を増大させるものだ。いうまでもなく乳児の「泣き」はそういったサインである。親は子どもの泣き声をきくと，不安になりいらだちを覚える。そしてそれを早くとめようと思って行動を起こすことになる。親は，子どもの泣き声をとめるために，二通りの行動を起こす。一つは泣きの原因がなんであれ，とりあえず子どもを鎮め安心させる行動である。声をかけ，抱き上げ，体をさすり揺するといった行動がそれである。そのようにしてとりあえず鎮めておきながら原因を探る。どこか痛いところがあるのか，オムツはぬれていないか，空腹ではないか，眠いのではないか，ただ寂しいだけなのか，何かに驚いたのか，といった選択肢の中から適当なものを選びだすのである。

　人は他人の心を読む能力をもっている。「心の理論」と呼ばれるこの能力は，なにも教えないでも4歳～5歳になると身につくといわれている。それ以降，人は日常生活のあらゆる場所で，他人の心を読みながら生活してゆく。他人の心を知るために利用する情報は多岐にわたり，言語や顔の表情，視線だけでなく動作も参考にしている。子どもが生まれると，それまで成人から得ていたのとは異なる情報源をもとに，人になったばかりの乳児の心を理解しなくてはならないのだ。もちろん乳児の心は成人にくらべれば単純だが，

49

情報も泣き声と表情だけに限られている。それでも多くの母親は数カ月もわが子の世話をしていれば，泣き声からだいたいの原因が推察できるようになる。成人相手であっても，人の気持ちを察するのは気が疲れるものだが，限られた情報源で毎日わが子の気持ちを推察する作業を続けることが，ストレスの多い作業であることは容易に想像できるだろう。

そして現実の子育てにおいても，子どもの泣きは親の育児不安の大きな原因である。ここでは立ち入らないが，育児不安が行き着く最悪の事態の一つである虐待も，その8割の直接のきっかけとなるのが「子どもが泣きやまないから」というものである。つまり，泣きをとめる第二の方法である，物理的に泣き声をとめる行動が誘発されてしまうのである。小児科では乳児が通常より長く泣くことに「過剰啼泣(ていきゅう)」という「診断名」をつけている。そして何時間以上泣いた場合を「過剰」とすべきか，といった議論を大真面目にやっている。それは，過剰啼泣をする乳児が何か医学的な理由で泣いているのではないか，という懸念があるためであり，同時にそれが育児不安や虐待の動機になるのではないかという心配もあるためである。

親を悩ませる過剰啼泣でよく知られているのが，臍疝痛(さいせんつう)と邦訳されているコリックと夜泣きだ。コリックは生後2カ月から3カ月によく見られる乳児の啼泣で，夕方にあたかも腹痛で苦しがっているように顔をしかめ，両下肢を曲げて泣くことから名づけられた。欧米の報告では乳児の3割にコリックがあるという。まだ育児経験の少ない親が最初に遭遇する育児不安の原因だ。十二指腸あたりの腸管に実際に炎症があるのではないか，ということで消化剤や鎮痛剤を与えることもある。不思議なことに日本では，育児相談でこのコリックに悩んでいる母親に出会うことは少ない。韓国では，実際に調査をしたがコリックはなかった，という報告もある。もしかすると西洋的な子育て習慣に関係した症状なのかもしれない。逆に夜泣きは，欧米より日本で多い悩みだ。添い寝をする習慣や狭い住宅事情があるために，より夜泣きに敏感になっている可能性がある。

泣き以外にも育児不安の材料は，いろいろある。ミルクをよく飲まない，乳首を嫌う，離乳食が進まないといった栄養に関するもの，まだハイハイし

ない，寝返りをしない，そり返りが強いといった発達に関するもの，体重増加や身長の伸びがはかばかしくないといった成長に関すること，そして近年ではアトピー性皮膚炎や食物アレルギーといった，アレルギー関係の心配事も育児相談の定番になっている。さらに年長になれば，人見知りが強すぎる，かんしゃくを起こしやすい，すぐに噛みつくといった行動に関する心配や，哺乳びんがやめられない，オムツがなかなかとれないといった生活一般にかかわる心配事が親を悩ませている。

　こうした子育ての不安や心配事は，前に述べたように，健康で順調に発育する子どもだれにでもありうる事象である。それまでに子育ての経験のある親であったり，同居あるいは近所に子育てを一緒に手伝ってくれる人がいれば，大部分は解決できる不安，心配なのである。しかし，最近の親は初めての子育てでこれまでに経験はなく，近所に相談にのってもらう支援者がいないのだ。

医療がつくりだす育児不安

　そして，そうした不安を解決し，必要があれば適切な対処法を指導するのが，医師や保健師の役割である。実際，乳児健診や育児相談，あるいはふつうの診療で，そうした不安や心配に対して適切な助言や指導が行われ，多くの親が育児不安から解放されている。しかし同時に，乳児健診や育児相談，あるいはそれ以外の育児情報の提供が，親の育児不安を増大させたり，育児不安の原因になっている場合もある。

　そうした医療がつくりだす「医原性」育児不安にはいくつかのタイプがあると思われる。

1．不適切な判断によるもの

　医師や保健師が，過った判断を下したことが育児不安の原因となることがある。1番よくある「不適切判断」は，成長に関するものであろう。体重や身長の成長パターンには大きな個人差がある。生下時体重がたとえば平均の

3 kg 前後であっても,生後 6 カ月になると,体重増加の早い子と遅い子では 6 kg から 9 kg と 1.5 倍近い体重差が生じる。この時期の食欲の差は,ほとんどが子どもに生得的なものだ。つまり母乳やミルクの飲ませ方でそんなに変わるものではない。しかし往々にして,母子手帳の成長曲線の下の線にあたる平均値より標準偏差二つ分以上下回ると,「体重が足りない」あるいは「母乳不足」といった判断が下されるのである。筆者はそうした判断が下された乳児を,精密検診で数多く見てきているが,本当に母乳（ミルク）不足ないしは不適切な授乳法による体重増加不良のケースはごくごく稀で,ほとんどが後から確認するとその乳児の個性の反映であった,ということになるのだ。

　首の据わりは正式には頸定と呼び,平均して 3 カ月半で可能になる発達の指標だ。筆者が精密検診（乳児健診で要精査と判断された乳児を対象）を行っているある保健所では,1 年間に約 60 名の乳児が,3〜4 カ月を対象とした乳児健診で頸定が確認できず,要精査となったことがわかった。しかし 1 カ月後の精査では全員の頸定が確認され,本来の意味での頸定の遅れがあった乳児はいなかった。なぜ 60 名近くの乳児が,実際には頸定の遅れはないのに,要精査となったのだろうか。その原因を検討した結果,頸定の平均は 3 カ月半であるが,5 カ月でもまだ頸定の通過率（できるようになっている乳児の比率）は 75％であり,3〜4 カ月時点で頸定しない乳児がいてもおかしくないことが明らかになったのだ。つまり 3〜4 カ月の健診で頸定の判定を行うことが不適切なのであった。

　体重にせよ,頸定にせよ,正常な個人差の範囲にある乳児が,要精査という判定になり,結果として判定を受けた日から精査の日まで,親に不必要な不安を与えていたことになる。ともに不適切な判断が,育児不安をつくりだしていた例である。

2. 医師,保健師の態度によるもの

　医師や保健師あるいは看護師の態度や言葉が,親に不必要な育児不安を与えることもある。現在は少なくなったと思われるが,父権主義的で権威的な

態度で，母親の育児技術や知識の未熟さを指摘することがある．

「よくこんなになるまでほうっておいたね」
「それでも母親ですか」
「そんなこともしらないの」

　こうした言辞は多くの場合，決して母親を傷つけるために発せられたものではなく，(確認したわけではないが) 一種の気安さを込めた警告くらいの気持ちで発せられるのだと思うが，母親を傷つけている．マタニティーブルーの最中の母親であれば，このような言葉が最後の一押しとなって，うつ状態に追い込まれてしまう可能性がある．
　このようなはっきりとした非難ではなくても，敏感な母親を不安にさせる言葉遣いとして，「すこし様子をみましょう」がある．乳児健診や発達検診では，たしかに正常と異常の間のいわゆるグレーゾーンに入る所見が得られることがある．前述の頸定なども5カ月でまだできるようになっていない場合には，少し間をおいて再検する必要がある．発達という個人差が多いプロセスを診断することに伴う，いわば致し方のない判断なのであるが，きちんとした説明のうえで注意深く言葉を選んで告げなければならない判定だ．ある育児雑誌が行ったアンケートによれば，「様子をみましょう」と明言しなくても，診察中に首をかしげたりする所作を見ただけで不安になってしまった，という母親さえいるのである．

3．科学的根拠のない育児知識による不安

　近年臨床医学の現場でさかんに叫ばれているスローガンがある．それは事実に基づく医療(エビデンス・ベースト・メディスン：EBM)である．医療行為は，きちんとした科学的事実に基づいて行われるべきである，という主張だ．ではこれまでは医療行為は事実に基づかないで行われてきたのか，といえばそうでもないと筆者は思っているが，いわゆる「さじ加減」や「カン」に頼った医療はできるだけなくしていこうというスローガンだ．

第1部　子どもとその発達を理解する

　病気の治療は，命にかかわることであるから，きちんとした科学的検証にたえる診断法や治療法が選ばれなければならないことはもちろんだ。育児上のさまざまな心配事は，たしかにそのまま直接命にかかわるものは少ない。しかし，たとえば近年明らかになった，うつ伏せ寝と乳児突然死症候群の関係は，育児上の技術が乳児の生命にかかわる重大な結果につながる可能性があることを明らかにした。近年は育児方法であっても，子どもの成長発達にどのような影響を与えるのか，EBMの手法で明らかにし，育児についての実証的な知見を親に提供できるようになってきている。

　しかしまだ育児指導や，乳児健診の場では，そのような科学的な検証を経た知識が利用されていない。泣くたびに抱き上げると抱き癖がつく，布おむつのほうが紙おむつよりトイレトレーニングが早く完成する，舌小帯は切らないと言葉が遅れる，哺乳びんは煮沸消毒しなければならない，乳児には水道水ではなく湯冷ましをあたえるなどの指導がいまだに行われているが，いずれもその正当性は科学的には証明されていない。そしてそのために，親は相談した医師や保健師によって異なった方針を示され，不安をつのらせることになるのである。

　さらにすでに多くの研究によって，その妥当性が疑われているにもかかわらず，多くの医師が信じ，実践の場所で使用されている知識もある。早期愛着理論や三歳児神話はその中の最たるものである。愛着理論は，1950年代に母親から引き離されて育った乳幼児に，認知や言語発達の遅れが見られるという観察結果から，イギリスの小児精神科医の，ボウルビィ Bowlby, J.が提唱した理論だ。乳児は特定の大人を自分を保護してくれる相手と認め，その特定の個人のそばにいようとする行動をとる。そのような行動を愛着行動といい，安定した愛着関係をもつことのできない子どもは，発達に障害が生じるというものである。

　さらにアメリカの新生児専門医であるクラウス Klaus, M.とケネル Kennell, J.らはこの理論を発展させ，生まれた直後が愛着関係を結ぶために最も重要な「臨界期」であり，この時期に愛着関係が結べないと，その後の子育てに支障が生じると主張した。現在では育児不安や児童虐待の原因を，

第4章 育児不安

この愛着関係をつくり上げることに失敗したためと信じる医師も多く，本章の主題である育児不安の対策として，出生直後に新生児と母親を密着させる時間をつくるという実践が，多くの医療機関で行われている。

しかし早期の母子密着が，将来の愛着関係に影響を与えるという事実はなく，多くの長期追跡調査で，愛着関係は長い時間をかけて成立してゆくこと，出生直後に密接なふれあいがなくとも，その後の関係性次第で安定した愛着関係が成立することなどが，くりかえし証明されている。しかし近年問題になっている子どもの心の問題や，虐待，少年犯罪までを，この早期愛着関係の不成立によるものだ，と主張する小児科医が多数おり，出産直後のふれあいの実践を行わなかった母親が自責の念をもつようになっている。

4．小児科医のアドボカシーがつくりだした育児不安

小児科医は，もの言えぬ弱い立場にある子どもの気持ちや意見の代弁者（アドボカシー）である，という使命を感じている。これは，子どもの健全な成長発達を希求する小児科医の基本的な立場であるといってよい。しかし，育児の場には養育者というもう一人の個人がいることも忘れてはならない。子どものためにはできることはすべて行う，というのは理想論であって，現実では子どもと親がある程度折り合わなくてはならない。子どもにとって最善のことを行うためには，親の人格が無視されてもよい，と強弁することには無理がある。

乳児は母乳で育てなくてはいけない，という考え方もそうした小児科医のアドボカシーによって形成された考え方ということができる。母乳は，免疫グロブリンなどの子どもの身体を感染から守る成分を含み，栄養素の組成も乳児が育つのに最適なものになっている。さらに，母乳栄養には直接肌を触れあって授乳することによる愛着関係の促進や，母親にとっても子宮復古を促進するなどの利点がある。母乳で育った子どもはアトピーや喘息が少ないというデータもある。清潔な水を得ることのできない発展途上国では，汚染された水で人工乳を調乳することによる下痢なども母乳栄養で防ぐことができる。

第1部　子どもとその発達を理解する

　このように，母乳栄養が人工栄養より多くの点でまさっていることは明らかであるが，長い間かけて母乳に組成を近づけてきた人工乳でも，子どもは母乳栄養に遜色ない成長発達をとげることができる。母乳栄養は子どもの成長発達に好影響を与える多数の因子の一つに過ぎないのであって，現代の日本のように生活衛生状態が良好な社会では，母乳かミルクかといった選択が子どもの成長発達にクリティカルな影響をあたえるという証拠はない。

　しかし，ミルクで育てた子どもは「きれやすい」とか問題行動を起こすことが多い，といった意見が，小児科医や育児専門家の間で主張されている。母親の就労や父親の育児参加を可能にするという利点ももつ人工乳の発明を，常に子どもにとって最善のことをすべきだ，という論理で断罪するのはいかがなものであろうか。母乳が出ない母親にとって人工乳は福音である，といった主張に対して，母親の努力が足らないから出ないのだ，と反応することも，母親の育児不安を増強する方向に作用しているのである。

　病児保育についても，多くの小児科医が乳児の代弁者として，反対の意見を述べている。病気の時こそ，子どもは（母）親にそばにいてほしいと思うものだ，というのが反対の理由だ。現在子育ての90％は母親が行っているから，カッコははずしたほうがよいだろう。しかし病気の時こそ家族にそばにいてほしいと思うのは，子どもに限らない。入院を要する重い病気ではなく，日常よくある風邪や下痢といった病気の時に，母親がそばについていなければ子どもの発達に悪影響がでるといった証拠はない。子どもが病気になったら，いつでも気兼ねせず休業できるような職場環境をつくることが先決だ，という意見ももっともである。しかしそういった理想を実現するのには時間がかかる。それまでの間，病児保育を利用する母親は，やはり自責の念をもち続けなければならないのだろうか。

　このように育児不安の種はつきないのである。

第5章　臨界期とインプリンティング

　生まれたばかりの乳児の脳を，何も書かれていない白い紙（タブラ・ラサ）にたとえることがあります。乳児は，周りからいろいろな刺激を受け，経験を積むことによって，言葉を覚えたり，社会性を身につけてゆく，と考えるのです。

　この考え方でゆくと，人の子どもは環境と育て方しだいで，どんな大人にでもなりうるということになります。実際，かつてそうした考え方が，子どもの発達の専門家の中で一世を風靡していた時代がありました。

　そうした考え方の中心的な存在であったある心理学者が，10人の乳児を任せてくれれば，どんな職業の専門家にでも育ててみせる，と言った話は有名です。氏や素性によらずだれでも，努力しだいでどんな才能でも手にすることができるというこの考え方は，特にアメリカで大きな支持を受けていたのです。

子どもは生まれもった素質と経験によって育つ

　今では，こうした考えを支持する人はほとんどいませんが，それでもどこかにそうした気持ちの名残があります。小さいときから英才教育を受けさせて，その道のプロに育てようとしている親の気持ちの中には，すこしそうした思いが残っているかもしれません。

　現在の考え方は，子どもには生まれつき個性や才能の基礎になる資質の差があり，それが生育環境からの影響を受けながら発達してゆく，というものです。

氏か育ちかという二者択一ではなく，両方とも必要だという考え方です。たとえばいわゆる性格は，多数の遺伝子の相互作用で土台ができ，それが環境との相互作用を受けながら形作られてゆくと考えられています。

こうした現在の考え方の背景には，発達に関する膨大な研究の積み重ねがあります。そして現在もさかんに研究が続けられています。こうした膨大な研究によって，幼い子どもの発達についての理解が格段に深まったことは事実ですが，それでは何でもわかってしまったのかといえば，そうではありません。まだ議論の多いところがたくさんあります。

臨界期に関する誤解

そうした議論の中で，最大のものの一つが，臨界期に関する議論です。臨界期は敏感期ともいわれます。人間の脳には，発達過程の中である一定の時期だけ，外界の特定の刺激に対する感受性が高くなる時期がある，という考え方です。

臨界期という概念が成立してきた背景には，多くの動物や人間の発達についての観察や実験があります。一番よく知られているのが，インプリンティングと呼ばれる鳥の一部に見られる現象です。

動物行動学に関する研究でノーベル賞を受賞したオーストリアのローレンツ Lorenz, K. が，ハイイロガンという鳥のヒナで観察したのが，インプリンティングの最初です。放置されていたハイイロガンの卵を七面鳥に温めさせていたローレンツは，ヒナがかえる瞬間を自分の目で確かめようと，じっと卵を見つめていました。殻が割れ姿を現したヒナは，まずじっとローレンツを見つめた，とローレンツは書いています。ヒナとの対面を楽しんだローレンツが，卵を温めていた母代わりの七面鳥のおなかの下にヒナを戻して部屋に帰ろうとしたときに，七面鳥のおなかの下からローレンツの後を追うためにヒナが飛び出してきたのです。

このインプリンティングという現象が，どのような経過で起こるのか研究を進めた研究者は，この現象が起こるのは，生まれてごく短時間の間だけで

あることを突き止めました。このごく短い時間帯の中でだけ，ヒナは初めて目にした動くものの後を追いかけるのです。

クラウスとケネル

　鳥のヒナの脳には，目に映ったものについてゆくという行為が発現する特別の時期がある，ということで臨界期あるいは敏感期という名前が使われるようになりました。じつは人間では，この臨界期は確認されていませんが，人の乳児にも臨界期があるのではないかという考えは，かなり多くの人がもっています。そうした考えを支持する論拠としてよく引き合いに出されるのが，アメリカの新生児医療の専門家であるクラウス Klaus, M. とケネル Kennell, J. の研究です。

　クラウスとケネルは，未熟児で生まれ，しばらく保育器に入っていた乳児の母親のわが子への接し方がぎこちないことに気づきました。自分たちの観察したことを確認するために，大勢の保育器に入って育てられた乳児と，生まれたときから母親にだかれて育った乳児の二つのグループで，親子の接触のしかたを映画にとって比較検討したのです。すると，保育器に入っていた乳児に対しては，体全体で接触することが少なく，手足の先をこわごわとさわるといった接触のしかたが多いことが見出されたのです。

　インプリンティングのことを知っていた，クラウスとケネルは，生まれた直後に親子で接触する機会がなかったことが，こうした行動の差になって表れると考え，親子の愛着関係の成立の「臨界期」が出生直後の数時間にあるという結論にたどり着きました。さらに，ヤギの母親から出生直後の子ヤギを数時間引き離すと，授乳などの保育行動をしなくなることをあげ，人の乳児と母親との間の愛着関係の説明に使っています。

　お産を厳密な医学的管理の下に置く傾向が強まる中で，母親と乳児に接触の時間をできるだけ与えるという考え方は広く受け入れられ，現在に至っています。同時に，人の乳児にも鳥などと同様にインプリンティングが行われ，それに臨界期があるという考えも広まりました。

第1部　子どもとその発達を理解する

　クラウスとケネルが主張した，人の親子の絆の成立に臨界期がある，という観察結果については，のちに心理の専門家の間でデータの見直しや，追実験が行われました。その結果，人の親子の絆（愛着関係）は，長い時間かかって成立することや，愛着の対象は主な養育者ではあるが，母親である必要はないことも明らかになりました。
　しかし現在でも，人の乳児にもインプリンティングがあり，出産後すぐに対面し親子同室で過ごさないと，愛着関係のみではなく子どもの社会性の発達に悪影響がでると広く信じられています。

言語と臨界期

　こうした臨界期やインプリンティングへの社会的関心が高い理由の一つに，乳幼児の脳は柔軟であり，この世の中の物や人について，急速に学習する能力がある，という社会的通念があります。
　真っ白な紙，というたとえはあたっていないものの，そうしたたとえが正しいのではないかと思いたくなるような事例は豊富にあります。
　言語の獲得などはその好例です。新生児は，まったく聞いたことのない言葉を数年で身につけます。これは，他の動物が一生かかってもできないことですし，私たち大人が優秀な先生についても決してできないことです。言葉の獲得に臨界期があるのではないかという考えは，アメリカの神経科医であるレネバーグ Lenneberg, E. H. によって初めて提唱されました。脳に障害のある子どもの詳細な観察から，12歳を過ぎても言葉を身につけていない子どもは，その後言葉を獲得することが難しい，という事実に気づいたレネバーグは，人間が言葉を獲得することには臨界期がある，という今では定説になっている考えを提唱しました。
　レネバーグの仮説は，意外な事件によって，確からしいことがわかりました。カリフォルニアのある町の役所に，目の不自由な母親と，言葉をしゃべることのできない12歳の女児が保護されました。家で父親が，この女児を生まれたときから部屋に監禁し，家人にすら話しかけることを12年間禁じ

第5章　臨界期とインプリンティング

ていたのです。その父親から、母娘が逃げ出して保護を求めたのです。

　12歳の女児には、特に医学的な異常は見つかりませんでしたが、ごく簡単な単語以外しゃべることができませんでした。母親からの事情聴取で、女児の言葉の遅れが、12年間言葉のまったくない環境で育ったためであることがわかりました。アメリカ中の言語発達の専門家が、ジニーという仮名で呼ばれていた女児への言語訓練の結果を固唾をのんで見守っていました。レネバーグもその一人でした。そして、アメリカの最良の言語教育の専門家の熱心な教育にもかかわらず、ジニーの言葉の獲得は不十分なものに終わりました。

　言葉の獲得には、臨界期があるというレネバーグの説が正しかったのでしょうか。また言語以外の能力については、臨界期はあるのでしょうか。

三歳児神話

　乳児期の脳は、さまざまな刺激に対してきわめて敏感である、という社会的通念ができあがってくる中で生まれてきたのが三歳児神話です。この三歳児神話には二通りあります。

　一つは3歳までの脳は、他の年齢には見られない感受性があるから、3歳までに良質の刺激を与えることで、人間のさまざまな能力を伸ばすことができるという考え方です。アメリカでは、この考え方を背景として、ヘッドスタートという一種の早期教育キャンペーンが開始されました。折から、子どもたちの教育問題で頭を悩ませていたアメリカでは、大統領はじめ多くの人がこの運動に期待を寄せていました。

　もう一つの三歳児神話は、3歳までは脳は感受性が高く社会性などのさまざまな能力の基礎が決まるときだから、母親が子育てをすべきである、というものです。ここには、前に述べたクラウスやケネルも強調した親と子の愛着関係の臨界期の考え方が色濃く影響しています。

　つまり3歳までは二重に特別な意味があるというのです。一つは、最初の三歳児神話と同様に、脳が外界の刺激に対して敏感であり、言語の発達で証

明されたような，他の時期には決して身につかない能力が身につく時期であるという考え方です。そしてもう一つが，その敏感な時期に，人間の社会関係の基礎が母親との間に成立するので，子育ては母親が行うべきである，という考え方です。

　人間の社会関係の基礎は，乳児と母親の間に結ばれる愛着関係であるという考え方は，小児精神科医であるボウルビィ Bowlby, J. が主張したものです。ボウルビィは，第2次世界大戦後の戦争孤児の発達に障害が多い原因を調査する過程で，乳児期に母親との緊密な接触ができなかったことが，そうした障害の原因であろうという結論に到達したのです。ボウルビィはその結論に到達する過程でローレンツの影響を強く受けていました。クラウスやケネルも，この愛着関係と臨界期をキーワードにして，出生直後の母子の接触を強調したのです。

　ローレンツの鳥のインプリンティングの発見は，こうして臨界期と子どもと親の愛着関係の両方の大きなバックボーンになっているのです。

誤解の解消

　ローレンツのインプリンティングは，鳥類の一部にはたしかに認められますが，前に述べたように人間の乳児では明らかになっていません。

　クラウスとケネルの母子愛着関係の成立についても，鳥のヒナのインプリンティングのように，短時間で成立するのではなく，数カ月以上という期間をかけて育ってゆくものであることがわかっています。

　そしてボウルビィが主張した，乳幼児の発達には母親との愛着関係が必須であるという考え方についても，後の再検証によって，乳児は愛着関係を子どもの世話をする主な保育者と結ぶのであって，それが母親である必要はないことが確認されたのです。

　インプリンティングに端を発した，臨界期や愛着関係の理論は，乳幼児期の子育てのあり方に大きな影響を与え続けています。しかし，残念なことにそうした理論の多くが誤って解釈され，意味づけされているのです。

第5章　臨界期とインプリンティング

　アメリカでは，国立小児健康発達研究所（NICHD）が，莫大な費用を投じて，長時間保育が子どもの発達に及ぼす影響を検討しています。そうした研究が行われた背景には，年少の子どもを母親以外の保育者が育てることで，健全な愛着関係が形成されず，子どもの言語や社会性の発達に悪影響があるかもしれない，という漠然とした社会的懸念があったためです。そうした懸念の背景には，母子愛着関係についての理論を提唱したボウルビィの「良い（保育）施設より，悪い家庭のほうがまし」といった言葉や，クラウスなどが主張した乳児期早期の親子の絆の成立などの考えがありました。
　専門家の中では，解決済みの問題であっても，大きな社会的通念にまで広がった，愛着理論や臨界期と子育ての関係は，NICHD が行ったような大規模な実証研究によって確認しなくてはならない問題だったのです。

長期保育の影響

　NICHD の研究は 1,000 人強の乳児とその家族を 10 年以上にわたって，子どもの言葉や社会性の発達と，乳児期の保育の形態との関係を辛抱強く追跡調査したものです。3歳までは母親が子育てをすべきだ，という三歳児神話の真偽が明らかになる調査です。
　調査対象となった子どもとその家族には徹底的な心理検査や，行動観察，そして保育所を利用している子どもでは，保育所の保育形態や保育士の特徴まで詳細に記録し，子どもの発達との因果関係を調べました。
　調査の結果，長時間保育の有無は子どもの発達にはほとんど関係ないことが明らかになりました。つまりボウルビィの主張していた「良い施設よりも悪い家庭のほうがよい」という考えは誤っていることが再確認されました。さらに，長時間保育の子どもは，母親との愛着関係は少し低くなるが，逆に協調性などは，家庭で保育された子どもより良いことがわかりました。そして子どもの発達に一番大きな影響を与える因子は，保育者の感受性であることが明らかになったのです。母親であっても感受性が低ければ，子どもの発達にマイナスの影響を与えるのです。逆に感受性の高い保育士の保育は子ど

もの発達を促進するのです。

　感受性は子どもと母親ないしは保育者が一緒にいる場面を，心理観察の専門家が観察し，子どもが出しているさまざまなサインに対して，どのような反応を返しているかで評価されます。子どもが出すサインを無視したり，気がついても適切な反応を返すことができなければ，母親，保育士の区別にかかわらず，子どもの発達に良い影響を与えることができないのです。

神話からの脱却

　これからの保育（学）が目指さなくてはならないのは，いろいろな理論に学びつつも，きちんとした実証に基づいた保育方針を立てることではないでしょうか。そのためには NICHD のような研究も必要ですが，それ以上に個々人の中に蓄積されている膨大な経験の中から共通点を抽出する作業を重ねてゆくことであると思います。そうした作業の積み重ねによって，保育にかかわる神話から脱却することが初めて可能になるのだと思います。

第6章 "三つ子の魂"と三歳児神話

「三つ子の魂百まで」という諺が何を意味するのか，解釈には幅がある。広辞苑では「幼い時の性質は老年まで変らない」とあり，3歳までに人格の基本ができてしまう，という解釈が一般的である。しかし，実際に使用される時には，3歳までに性格の基本ができてしまうのだから，3歳までの生育環境は特別に重要だ，という意味が付加されることが多いように思う。

さて，では三歳児神話とはどういう意味であろうか。数年前に私はある学会で，三歳児神話を主題としたシンポジウムを企画した。三歳児神話の意味については，シンポジストは当然一致した見解をもっていると思っていたが，シンポジストの中で三歳児神話の解釈に二通りあることが判明したのである（榊原，2001）。

一つの解釈は，私自身の解釈とも重なるものである。それは「3歳までは，子どもの発達においてきわめて重要な時期なので，母親が子育てをすべきである」というものである。これは，過去に文部省（現在の文部科学省）が「3歳までは子育ては母親が行わなければ子どもが順調に発達しないという三歳児神話には根拠はない」という見解を示した白書の中で使用されている解釈である。ここで強調されているのは母親でなくてはいけないという部分である。

もう一つの解釈は，「3歳までは発達にとって重要な時期（臨界期）であるから，生育環境をよいものにしないと，子どもの十全の発達が得られない」というものである。こちらの解釈には母親は登場せず，強調されているのは3歳までは発達の中で特別の意味をもつ期間（臨界期）である，ということである。

これらの解釈をあわせた解釈も成り立つ。それは「3歳までは人の発達にとってきわめて重要な時期である。だから，最善の生育環境を提供できる母親が育てるべきだ」というものである。現在日本で三歳児神話という言葉が使われるときには，この3番目の意味で使われることもあるように思う。

三歳児神話の誕生

いずれの解釈にせよ，このような考え方が生じてきた歴史的背景について考察してみたい。

母親が子育てをすべきである，そうしないと十全な子どもの発達は望めないという考え方がはっきりした形で表れたのは，フランス革命前後のころである。ルソー Rousseau, J. J. が子どもの教育の重要さを訴える『エミール』を著したのは1762年であるが，その当時のフランスでは，中産階級以上の家庭では子どもの多くは，生まれてすぐに農家の乳母に預けられていた。1780年，パリでは1年間に生まれた21,000人の乳児のうち，母親に育てられたのは1,000人程度だったといわれている（Badinter = 鈴木訳, 1998）。当時フランスでは国内の産業の急速な発展のために，労働人口不足状態であったとされている。国内労働力を確保するために，海外への移住を禁止する法律もつくられた。母親に育てられた子どもと，乳母に預けられた子どもの死亡率についての調査も行われ，乳母に預けられた子どもの死亡率が，母親が直接育てた子どもの死亡率の2倍にもなることが明らかになったのである。ルソーは『エミール』の中で次のように述べている。

「人間の最初の教育は女の世話にかかっている。したがって人間の慣習も女しだいである。……だから，幼い人間を育てること，大きくなった人間の世話をし，助言をあたえ，慰めるのは……いつでも女たちの義務である」

ルソー自身も自分の子どもを自分で育てず全員里子に出しているが，これもルソーを責めるべきことではなく，当時のフランスの中産階級以上の子育ての標準だったのである。乳母によって育てられた子の高い死亡率と，当時の労働力不足という背景の中で，医師たちは，母親が自分の母乳で子どもを

育てるように訴えた。著名な思想家であるルソーの『エミール』の出版は，そうした時代背景の中で「母親による子育て」つまり，第一の意味の三歳児神話を普及させるインパクトとなったのである。

　現代の三歳児神話は，ルソーにその源を有するといってもよいかもしれない。しかし現代の三歳児神話に強い影響を与えたのは，もっと近年になってからの，以下に述べる二人の医師である。

ボウルビィ

　ボウルビィ Bowlby, J. はイギリスの児童精神科の医師である。第2次大戦の戦禍によって，多数の戦争孤児が生まれたヨーロッパでは，孤児院の子どもたちに，ホスピタリズムと呼ばれる発達上の問題が多く発生していることが明らかになっていた。ボウルビィはこのホスピタリズムの原因を解明するように世界保健機関から委託を受け，大がかりな調査を行ったのである。調査の結果，戦争孤児の発達に問題が生じたのは，乳児期に特定の保育者（多くの場合は母親）との間に密接な心理的な関係（愛着関係）が結ばれないことが原因であるという結論に達したのである。戦後の兵士の復員によって，一時的に女性労働者によって占められていた職場への男性職員の復帰が始まり，女性の家庭の主婦への復帰が加速されていた時期でもあり，ボウルビィの愛着理論は社会に広く認められるようになった。ボウルビィは，講演の中で「良い保育所よりも，悪い家庭のほうが（子どもの生育環境としては）よい」という趣旨を述べたことが知られている。

　ボウルビィの愛着理論は一部を除いては，現在でも大筋は正しいことが認められている。一部とは，子どもが愛着を結ぶ相手が母親でなくてはならない，という部分である。のちにイギリスのラター Rutter, M. らによって，子どもが愛着関係を結ぶ相手は，必ずしも母親である必要はなく，一人ないしは少数の保育者でよいことが，明らかにされた。愛着を結ぶ相手が母親である必要はない，という考え方は，日本でも心理学の関係者の間には比較的よく浸透している。しかし，日本の子育てにかかわる医師，すなわち小児科

第1部　子どもとその発達を理解する

医，産婦人科医の間では，愛着関係を結ぶ相手は母親であるという考え方が現在でも生きている。それは，次に述べる小児科医と産婦人科医による有名な研究と著書の影響である。

クラウスとケネル

　クラウス Klaus, M. はアメリカ・クリーブランドの新生児専門の小児科医，ケネル Kennell, J. は産科医である。1970年代は，新生児学の急速な進歩によって，従来は救命できなかったような未熟児の救命が可能になった時代である。未熟児用の保育器（インキュベーター）や人工呼吸器などが次々に開発された。ケネルとクラウスは，満期産で生まれた子どもと未熟児では，母親のわが子への接し方に差があることに気づき調査を行った。未熟児であったために保育器に収容された乳児に，時間がたってから初めて接する母親は，出産後すぐに自分の子どもを抱いた母親と異なり，こわごわと子どもにさわる傾向が認められた。ケネルとクラウスはさらに調査を続け，正常満期産と未熟児の母親の子どもとの愛着行動を，数カ月後の乳児健診の時に比較し，未熟児の母親のほうが愛着行動が少ないことを報告した。

　クラウスとケネルは，ヤギなどの哺乳動物の母親が，出産直後に生まれた子どもと短時間でも分離されると子育てを行わないことを例にあげ，人の母親には自分の子どもと愛着関係を結ぶための臨界期があると主張した。

　当時，オーストリアの動物行動学者コンラッド・ローレンツ Lorenz, K. による刷り込み理論（インプリンティング）が，広く知られるようになっていた。クラウスやケネルは母親にも刷り込み現象があるのではないかと考えたのである。刷り込み現象について，後述のもう一つの三歳児神話にも関係あるので，簡単に説明する。

　あるとき，動物好きのローレンツは，放置されていたハイイロガンの卵を飼育している七面鳥に温めさせていたが，卵がかえる瞬間に薄い卵膜を破る（通常は母鳥が行う）ことを自分でやってみようと思い立った。孵卵器の前で夜間に辛抱強く待った末に，待望の卵膜をローレンツが破ると，生まれて

きたヒナはじっとローレンツを見つめていた。そしてローレンツが卵膜を破る「産婆」の役割を終えて，ヒナを母代わりの七面鳥の腹の下において寝室に戻ろうとすると，そのヒナはローレンツを追いかけてきたのである。動物行動学者であるローレンツは，ヒナがなぜ母代わりの七面鳥の暖かな腹の下にいないで，ローレンツを追いかけてきたのかを考察し，インプリンティング理論にたどり着いたのである。インプリンティング理論とは，生まれたばかりの動物の子は，最初に目に入った大きな動く物体を母親とみなす，という理論である。

　動物の子どもが，インプリンティングを行うのは，出生してから一定の時間の間であることも後に見出された。インプリンティングが成立するための臨界期（敏感期）が存在するのである。

　後にクラウスとケネルは，人間の母親にも自分の子どもと愛着関係を結ぶためインプリンティングが起こり，それには臨界期があると主張するようになったのである。

　クラウスやケネルは，自らの知見を元に，出産の直後に母親に子どもを抱いてもらうといった今日広く行われているような出産方法をさかんに奨励し，「出産の人間化（ヒューマナイゼーション）」運動の嚆矢となったのである。

　愛着関係が成立するためには，出産直後の「臨界期」に新生児と母親が接触することが必要であるというクラウスらの主張は，広く読まれた著書などを介して医療界では広い支持を受けるようになった。

　その後インプリンティングは，鳥などの一部の動物にしか見られず，人には証明されていないこと，また人の親子の愛着関係は数カ月という長い時間をかけて成立することなどが後に明らかにされ，クラウスは『親と子のきずな』の新版『親と子のきずなはどうつくられるか』(Klaus, et al. ＝竹内訳, 2001) の中で，愛着関係は短時間に成立するものではないことを述べ，結果的に自説を撤回している。しかし，出産にかかわる医療関係者の中ではまだ愛着関係の臨界期を支持する人は多いのである。

第1部　子どもとその発達を理解する

臨界期――もう一つの三歳児神話

　三歳児神話の第二の解釈は，人の能力にはそれを効率よく獲得しやすい時期（臨界期，敏感期）があり，その中のいくつかのものは3歳以前の乳幼児期にある，というものである。
　動物や人間の発達には臨界期がある，という考えを支える研究としてよく引用されるのが，前述のローレンツによるインプリンティングとその臨界期と，ヒューベル Hubel, D. による視力獲得の臨界期，そして人の言語獲得の臨界期などである。
　ローレンツのインプリンティングは，鳥の一部に認められるだけで人では証明されていないことはすでに述べた。
　ヒューベルは，仔ネコを使った実験で，乳児期のある一定の時期に片方の目を一定期間遮蔽しておくと，後で遮蔽をはずしても視力がでないことを発見した。つまり，視力を獲得するためには，一定の期間（臨界期）視覚刺激を受ける必要があるというのである。しかし，両眼を同じ時期に遮蔽しても視力低下は起こらない。そしてこれは，視覚刺激の入らない片眼につながっている大脳の視覚野が，視覚刺激の入る側からの神経支配を受けるために起こる一種の代償的な過程であることがわかり，ある特殊な条件下でのみ起こる現象であることが明らかになったのである。つまり一般論として，視覚の発達には臨界期がある，というわけではないことが明らかになっている（榊原，2004）。
　言語獲得の臨界期は，最もよく研究された，そして現在のところ人で唯一確認されている臨界期である。アメリカの神経科医であるレネバーグ Lenneberg, E. H. は，さまざまな原因による言語遅滞を伴う精神遅滞児に言語訓練を行い，言語未獲得の子どもが言語を獲得する可能性があるのは12歳以前であることを報告した。つまり，12歳以降では，どのような言語訓練を行っても新規に言語を獲得することは不可能だという事実を報告したのである。レネバーグの言語の臨界期についての説を証明するような事件が

第6章 "三つ子の魂"と三歳児神話

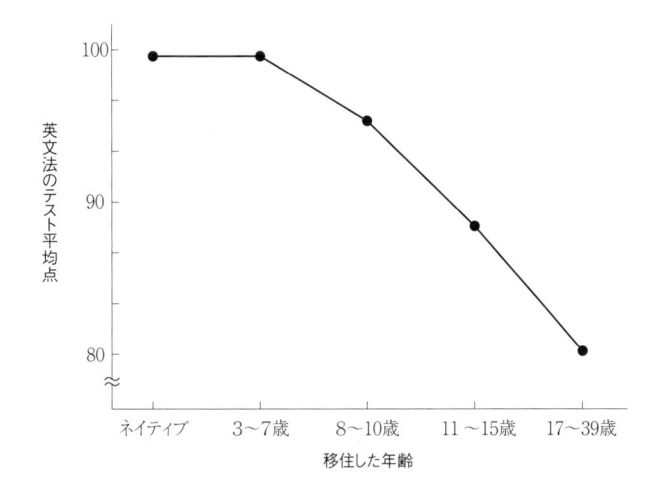

図6-1　3〜7歳までに移住した子どもはバイリンガルになる
(Johnson & Newport, 1991)
横軸はアメリカに移住した年齢。縦軸は英語の文法テストの成績で、
ネイティブの成績を100とした。

1970年代のアメリカで出来した。現代の言葉でいうと、極端なネグレクト（養育放棄）で、乳児期から軟禁状態で一切話しかけられずに育った12歳の女児が、カリフォルニア州のある町で保護されたのである。ジニーという仮の名前で呼ばれているこの女児に対して、専門家による熱心な言語訓練が行われたにもかかわらず、不十分な言語能力しか獲得できないという結果になった。レネバーグの言語獲得の臨界期説が裏付けられたのである。言語の臨界期については多くの研究があり、文法の獲得には臨界期がある一方で、語彙の獲得には臨界期がないことが明らかになっている。

　早期教育との関係で関心の高い第二言語の獲得（バイリンガル）についての研究では、8歳前後以降では、完全なバイリンガルにはなれないことが示されている（図6-1）。

　臨界期がもし存在するのだとすれば、そしてその多くが3歳までに存在するのだとすれば、3歳までの生育環境を最善のものにしようとする考えが生

じることはきわめて自然の成り行きであろう。子どもの教育に大きな問題を抱えていたアメリカが，臨界期を存在するものと仮定した上で，ヘッドスタート計画を立ち上げたのは，近年の脳科学の進歩によって，臨界期についての知見が急速に拡大することを見込んでのことであった。

　ヘッドスタート計画は，臨界期にある早期乳児期から，子どもに適切な生育環境と教育を与えようというものである。クリントン大統領などの政府のトップを巻き込んだこの計画は，1995年に始まり現在も続いているが，就学前の子どもへの教育が，最終的に子どもたちの発達にどのような影響を与えうるのか結論は出ていない。

有能な乳児

　いずれの解釈の三歳児神話も，確固とした科学的根拠をもたないことを述べてきたが，三歳児神話や，それに基づく早期教育への関心は依然として高い。人間にはインプリンティングは証明されておらず，言語以外では臨界期の存在が証明された能力はない。また，母親以外の保育者が子育てをすることが，子どもの発達に明らかな悪影響があることも証明されていない。それにもかかわらず，超早期教育や早期教育に対する期待が依然として高い理由はなんであろうか。

　臨界期や愛着関係と直接的な関係があるわけではないが，近年の乳児の能力についての発達心理学あるいは脳科学的な研究が，乳幼児の教育ないしは学習の可能性に対する一般の期待を高めている可能性がある。

　かつては，乳児の脳は真っ白な板（タブラ・ラサ）のようなものであると考えられていた。また新生児は目が見えず，運動はすべて反射的な運動だけである，と考えられていたのはそう遠い昔ではない。新生児医療の現場でも，新生児は痛みに対して鈍感であるという証拠のない思い込みの上に立って，痛みを伴う処置であっても和痛のための前処置なしに行っていた。

　しかしこうした思い込みは，じつは乳児の出すサインが理解できない大人の一方的な思い込みによるものであることが，しだいに明らかになってきた。

第6章 "三つ子の魂"と三歳児神話

　乳児は，生まれた時から人の顔や声に特に敏感に反応するようにプログラムされた脳をもってこの世の中に生まれてくる。出生時にすでに，人の言葉をきくと言語中枢のある左大脳半球で血流が増加することが明らかになっている。生後数カ月で，人の視線や表情を判別できるようになり，生後4カ月で周りの世界の奥行きを認知していることがわかっている。さらに生後5カ月の乳児には，人の行動を記憶し模倣する能力が備わっている。そして，何も教えなくても，聞こえてくる会話の中から意味のある文節を抜き出すことが可能になる。

　このように，例をあげればきりがないが，発達心理学や乳児行動学の進歩によって，これまで大人には見えなかった乳児の能力が「発見」されつつある。乳児は受身のか弱い存在ではなく，きわめて積極的な情報収集者であることが社会的にも認知されるようになってきている。乳児の能力に対する社会的認知の広がりは，従来の愛着関係論や臨界期の発見のときとは質的に異なる「有能な乳児観」を一般の人たちの間に醸成してきている可能性がある。

　たとえ三歳児神話が否定されても，こうした有能な乳児観に大きな影響はない。

乳幼児期の生育環境の発達への影響

　愛着理論や臨界期を支えてきた研究は，大部分が動物実験や，人での後方視的な研究であった。しかし「三つ子の魂百まで」の「魂」が意味する「性格」のような高次の精神機能について，人以外の動物実験で得られた知見をそのまま人に当てはめることには無理がある。一部の鳥類に見られるインプリンティングを，まだその存在が証明されていない人に当てはめることができないのと同様である。戦争孤児や，ネグレクト児（ジニー）のような極端な環境の影響を後方視的に見ることでは，たとえば特定の環境刺激の発達への促進的な影響を見ることはできない。

　乳幼児期の成育環境が後の子どもの発達に与える影響を実証的に検証するために，現在私たちが取れる最良の研究方法は，多人数の乳幼児を，長期間

にわたって縦断的に追跡調査するコホートスタディである。

「三つ子の魂百まで」のような一般の言い伝えは，科学的検証方法によって証明されたものではないが，コホートスタディと共通点がある。それは長期間の観察による洞察がその下地にあるということである。近年，複数の国で，子どもの発達のさまざまな局面の研究手段としてコホート研究が行われている。しかし，技術的経済的な制約により20年以上継続しているものは数少ない。現在アメリカで計画されている10万人の子どもを胎児期から追跡調査する予定のNational Children's Studyでさえ，最長20年間の追跡予定である。残念ながら日本で子どもの発達を長期間にわたって追跡調査したコホートスタディはない。10年間を目標にした計画中のものはあるが，まだ始まっていない。

「三つ子の魂百まで」「三歳児神話」もともに，その真偽を科学的実証的に究明することはきわめて大変な作業なのである。

文　　献

Badinter, E. (1980): L'amour en plus, histoire de l'amour maternel. Librairie Flammarion. 鈴木　晶訳 (1998): 母性という神話. 筑摩書房.

Johnson, J. S. & Newport, E. L. (1991): Critical period effects on universal properties of language: The status of subjacency in the acquisition of a second language. Cognition, 39, 215-258.

Klaus, M. H., Kennell, J. H., & Klaus, P. H. (1995): Bonding: Building the foundations of secure attachment and independence. Perseus Books, Berkeley. 竹内　徹訳 (2001): 親と子のきずなはどうつくられるか. 医学書院.

榊原洋一 (2001): 三歳児神話. ベビーサイエンス, 1, 60-65.

榊原洋一 (2004): 子どもの脳の発達　臨界期・敏感期. 講談社プラス α 新書.

第7章　基本的生活習慣をどうつくるか

まず親が手本

　シベリアに生息するソデクロヅルは今絶滅の危機に瀕している。絶滅を避ける唯一の方法は，卵を人工的に孵化させ，ヒナを人手で成鳥まで育てることである。しかし人が餌をあたえて育てた成鳥は，自然に放つと餓死してしまう。なぜなら，自然の中でどのように餌をとってよいのかわからないのだ。このソデクロヅルにとって生きるために必要な「基本的な生活技術」は，ヒナ鳥のときに親鳥のあとをついて回って親鳥の模倣をすることによってのみ身につく。成鳥となってからでは身につかないのである。

　そのために鳥の飼育の専門家が考え出した方法が，人が親鳥のまねをするという方法である。ソデクロヅルのヒナは卵からかえってはじめて見た動くものを親とみなす性質がある（インプリンティング）。ヒナの前で，頭から白い布をかぶった人が，親ツルに似せてつくった人形をあやつって，湿原の泥をほじくって餌をとってみせるのである。

　鳥にとって空を飛ぶことは，ある意味で「基本的な生活習慣」であろう。しかし，それも白い布をかぶった人が，手をバタバタと動かしながら湿原の中を走り回ることによって，ヒナ鳥にやっと伝授できるのである。人はもちろん飛べないが，「親」の後をまねをしながら走り回っている若鳥は，気がつくと空を飛んでいるのである。

　もちろん人の子どもとツルはまったく違う。動物の行動をそのまま人に当てはめるのは危険である。しかし，人の子どもについても，周りにいる大人（親）の行動をまねるという衝動を生まれつきもっていることがわかって

いる。それは新しいものへの好奇心とともに乳幼児の基本的な行動のエネルギーになっている。

　人の子どもは3歳になると，自分が女の子か男の子か教えなくても知っている。親と一緒に生活する中で，人には男女があることを，自分で理解していくのである。そしてそのうえで，自分の属する性の大人（女の子なら通常女性）を自分の行動のモデル（ロールモデル）にする。もちろん，大部分の大人が，その傾向を望ましいものとして受けとめることによって，性別による行動の差は成長に伴って顕著になっていく。

　子どもの基本的生活習慣についても，同様のことがいえる。子どもはまず，親の行動をまねるのである。乳幼児むけのさまざまな新しいおもちゃが開発されても，おもちゃの永遠のベストセラーが，電話やママゴトセットであるのは，人の子どもに親のやることをまねるという生得的な性向があるからである。

　基本的生活習慣は，現在生活している家庭での日常生活から遊離した「なにか特別教えるもの」ではない。特別に「親がお手本を示」さなくても，子どもは親の基本的生活習慣を見て，それをまねるのである。親が基本的な生活習慣を身につけていなければ，子どもが自然にそれらを身につけるチャンスはほとんどない。保育園，幼稚園あるいは学校にも多少基本的な生活習慣を身につけるチャンスがあるのは確かであるが，それとて，家庭で親が実践をしていなければ定着はしない。基本的な生活習慣の教育を幼稚園や学校に求める親がいるとすれば，まず親の教育からはじめなくてはならないということになる。

だれでも「平等」ではない

　親が自分の基本的生活習慣をきちんとしておけば，まず基本的な生活習慣は「身につくはず」である。しかし，子どもと親の生活習慣は同等ではない。1日の睡眠のリズム，食事内容，余暇の使い方，すべて異なっている。親を手本として生活習慣をつくり上げてきた幼児は，親と同じことをすることを

第7章　基本的生活習慣をどうつくるか

主張するようになる。

　この段階で親は断固として,「子どもと親はすべて同じではない」ことを子どもに教えなくてはならない。子どもと友だちのような関係でつきあいたい親にとっては,これはあまり楽しい仕事ではない。なぜなら,子どもと親は違うということを説明できる「理由」は必ずしも存在しないからである。なぜ子どもは夜遅くまでテレビを見てはいけないのか,なぜ子どもは早く寝なければならないのか,なぜ子どもはビールを飲んではいけないのか,なぜ後片づけをしなければならないのか,これらの生活習慣の正当性を合理的に説明できる理由はない(たとえば,アルコールが大人に比べてとくに子どもの健康に有害である事実はない。一定量を超えれば同様に有害なのである)。

　親が自ら実践して手本を示せない生活習慣(早寝,規則正しい生活など)については,理由なしで受け入れなければならないことがある,ということを子どもに教えなくてはいけない。そのためには子どもには許されても大人には許されないこともあることをあわせて教える必要がある。

しつけと甘え

　ここでしつけがでてくる。しつけとはなにか,定義は難しい。しかし,社会の基本的ルールを身につけるために,大人が子どもに対して行う行動修正をしつけと呼んで大きな間違いはないだろう。住む社会,時代が違えば,社会の基本的ルールは少しずつ異なるから,しつけは場所と時代によっても異なるし,社会基盤の違う家庭間でも異なってくる。

　わが子に基本的な生活習慣が確立していない,ということは親としてはきわめて憂うべき状態である。自分の子どもに基本的な生活習慣をつけさせるということは,生物としての親の最低限の役目だからである。基本的生活習慣を身につけさせることは,学業や習い事を身につけさせるより何倍も重い親の責任なのである。しつけの成功・失敗はテクニックの問題ではない。自分が社会に対して責任をもつのと同様に,子どもを社会に対して責任を果たせる人間に育てられるか,親としてどこまでコミットできるか,にかかって

いる。

　しつけに体罰は許されるかどうかという問いも，しつけの本質から考えると大きな問題ではない。怪我を負わせるような体罰がいけないことは明白であるが，象徴行為としての体罰が子どもの精神発達に悪影響を与えることはないし，親子の関係を悪化させるものではない。

　しつけというと，叱ったり，教え諭したりして子どもの行動を抑制することばかりを思い浮かべるが，子どもを褒め，甘えさせる時間をつくることも大切である。褒められたときと叱られたときの落差が，子どもが自分の行動を矯正するための動機づけにつながる。

三つの基本的生活習慣——食事，排泄，睡眠

　人の基本的生活習慣の中でも最も基本的なものが食事，排泄，睡眠である。
　規則正しく食事をすることは，生理的にも重要であるだけでなく，家庭内に重要なコミュニケーションの場所を確保する意味で重要である。不規則な食事は間食を増やし，肥満の原因にもなる。かつてのように父親を囲んで緊張して食事をする必要はないが，家族でそろって食事をする習慣は続けるべきであろう。食事の準備は親でなければできないのだから，決まった食事時間以外に子どもに食事を与えなければよい。食事のマナーも親が励行すれば子どもは自然に模倣する。このように食事の基本的習慣はまさに親が実践するしかない。

　離乳期の乳児がしばしば新しい食べ物に抵抗することからわかるように，子どもは新しい食べ物や味については保守的である。これも，人の乳児が変なものを食べないように自然が仕組んだ性向なのであろう。通常その性向に打ち勝つのは空腹感であり，大多数の子どもは空腹感によって新しい食べ物に挑戦していく。

　偏食の子どもは，空腹感のドライブがかかりにくくできている。しかし，子どもには自分から食事を用意することはできないのである。たとえある食べ物を嫌っても，年少のうちなら食事の種類を他のものに変えずに辛抱強く

与えていけば，偏食を矯正することが可能である。

　排泄の習慣は，子どもが大人の世界に適応する過程で身につけてゆく。いわゆるトイレトレーニングは子どもの体が十分に対応できるまで成熟しないと成功しない。あまり厳しくトイレトレーニングを行うと，トイレに行くことと叱責の記憶が結びついてしまい，かえって排泄の自立を遅らせることになる。トイレトレーニングは叱らずに褒めて行うのが原則である。うまくできた達成感と大人の賞賛が，人にしかない排泄の制約（好きなところで，好きなときにできない）に慣れるための最大の動機づけなのである。

　4歳の幼児でも約25％の子どもが夜尿症をもっている。トイレトレーニングはその子ども個人の排泄の自律のスケジュールによって完成する時期が決まっており，早くからトイレトレーニングを行ったからといって，夜尿症を防ぐことはできないことがわかっている。夜尿症は病気ではなく排泄機能の未成熟な状態ととらえるべきであり，しつけや訓練でなおるものではない。

　睡眠の習慣は，最も親のライフスタイルの影響を受けるものである。親が早寝なら，子どもが夜更かしになることはない。しかし，先に述べたように夜更かしをする親でも，子どもと親は違う，という原則を徹底すれば，子どもに夜更かしをさせないこともできる。成長ホルモンは深い眠りのときにだけ分泌されるという事実をあげるまでもなく，十分睡眠時間をとることは子どもの健全な発達のために必須のことである。一緒に夜更かしをしたがる子どもを毅然とした態度で寝床へ追いやることも，親の務めである。年長児の子ども部屋の功罪については議論があるが，大人の生活の影響を受けずに睡眠を規則正しくとるために子ども部屋を利用してもよいだろう。

第1部　子どもとその発達を理解する

第8章　高度情報化社会における心の発達

はじめに

　現代は高度情報化社会といわれ，子どもの成育環境にはさまざまなメディアが氾濫している。本や雑誌，新聞もそうしたメディアに含まれるが，近年の活字離れ現象などもあり，氾濫するメディアの主体は，テレビ，ビデオ，インターネット，携帯電話，ゲームなどの映像メディアであるのが現代の「高度情報化社会」の特徴である。

　乳幼児はインターネットや携帯電話による情報に接する機会はないが，テレビとビデオへの接触時間は近年増加の一途をたどっている。

　子どもの生活調査では，乳幼児が1日に約2時間テレビを視聴していることが明らかになっているが，乳幼児の自由時間（24時間から，睡眠（12時間），食事，入浴，排泄などを引いた時間）が6時間前後であることを考慮すれば，テレビ，ビデオ視聴にその3分の1を費やしていることになる。

　この少なからぬ時間を過ごすテレビ（ビデオ）視聴が，子どもの心の発達に影響を与える機構は次の三つが考えられる。

1）テレビ（ビデオ）の内容（コンテンツ），ストーリーや場面（特に暴力場面）。
2）テレビ（ビデオ）視聴による他の生活活動時間の減少：例えば運動量の減少による肥満，対人的活動の減少による言語，社会性の獲得への影響など。
3）2次元の画像からの一方通行の情報への暴露による影響：たとえば，

対人関係における交互性（turn taking）の獲得への影響，2次元画面視聴による空間知覚能力の発育不全など。

メディアコンテンツが子どもの心の発達に与える影響

テレビによる暴力場面の放映が，それを視聴する子どもの行動に与える影響については，Notel 町での調査が有名である。Notel はカナダの町の名前である。町が山の陰に位置していたため，テレビ受像ができなかったが，あるとき受像アンテナの建設が行われた。テレビ受像が可能になった前後で，小学1, 2年生の暴力的な遊びの比率が160％増加したといわれている。

テレビの影響について長年にわたる研究の歴史をもつアメリカでは，暴力や凄惨な場面を見ることによる，子どもの心理や行動面への影響についての膨大な研究の蓄積がある。コンテンツの影響研究では，研究対象となる子どもがコンテンツを理解できることが前提になるため，ほとんどの研究は2歳以上の幼児を対象としてきた。それらによれば，暴力場面を視聴した幼児は，Notel での研究同様，その暴力行動の模倣をすることが明らかになっている。たとえば，坂元らの研究では，幼児は悪の目的で使用された暴力（怪獣による破壊行為など）より，善の目的で使われる暴力（怪獣を倒すヒーローの暴力）場面を好んで模倣することなどが明らかになっている（坂元，2002）。しかし長期的に子どもの永続的な行動特性（たとえば，衝動性，反社会性）に与える影響については，方法論的な困難があり，まだ議論が続いている。

成人では，南アフリカにおけるテレビの普及と，殺人率についての研究がある。テレビ普及前後の殺人率を比較すると，アメリカやカナダでは，1947年（普及前）から1974年（普及後）の間に殺人率は約2倍になっているが，同時期まだテレビの普及がなかった南アフリカでは殺人率はむしろ7％低下していた。しかし1975年にテレビが普及したあと1987年までに殺人率が130％増加した。この事実を，暴力の究極の形態である殺人が，テレビ視聴と関連している傍証とみなす考え方をとっている研究者がいる。しかし日本では図8-1にみるように，テレビが国民の間に急速に普及するきっかけと

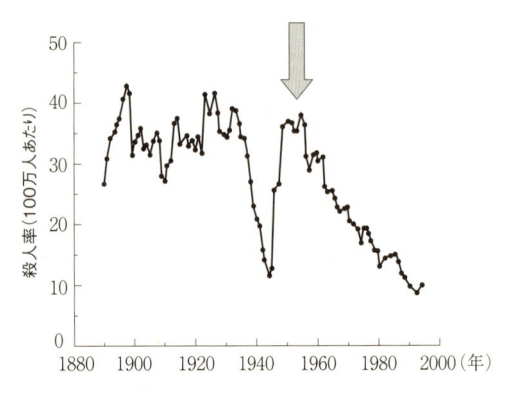

第1部 子どもとその発達を理解する

図 8-1　日本人の殺人率の時代変化
戦時中をのぞき，戦前から 1950 年代前半までの殺人率はほぼ同じレベルだった。
その後 1990 年代まで一貫して減少した。
（長谷川，2000 より。矢印（1959 年）は筆者が加筆）

なった，皇太子（現天皇）御成婚のテレビ放映（図中矢印）以来，むしろ殺人件数は急速に減少しており，テレビ普及と社会の暴力化の間に因果関係はないと考えるべきであろう。

　一方，凄惨な場面を長時間視聴することで，暴力行動の増加といった表面的な影響ではなく，「この世の中は不条理で冷たいものだ」という世界観（mean world syndrome）を子どもが身につけてしまうのではないか，という考え方もある。テレビ視聴が，そうした世界観の醸成にどの程度寄与しているのか明らかではない。

　一方，幼児向けの教育番組の長期視聴が子どもの発達に与える影響については，アメリカの「セサミストリート」の影響についてのヒューストン Huston, A. C. らの研究が有名であり，言語発達などへの促進的な影響があることが明らかになっている（Anderson, et al, 2001）。日本では，現在進行中の「子どもに良い放送プロジェクト」において，詳細な視聴コンテンツと，子どもの社会性の発達についての詳細な検討が行われつつある（菅原・酒井・服部・一色，2006）。

テレビ視聴による他活動の減少とその心の発達に及ぼす影響

　アメリカ小児科学会（American Academy of Pediatrics：以下 AAP）は，アメリカの小児科医を代表する学会組織であり，約6万人の会員を有する強力な学術団体である。数百人の職員を有し，学術会議の開催だけでなく，一般社会向けの多数のガイドラインや勧告を出し続けている。

　子どもとメディアについての勧告も1970年代より出し続けているが，その内容の骨子は，暴力場面の視聴に関するものであった。ところが1999年にAAPは，メディアに関する勧告の中で初めて「2歳以下の子どもにテレビを見せることを控える」ことを盛り込んだ。その理由として，この年代の子どもは，直接他人とかかわる中で，言葉や社会性を発達させてゆくことをあげている。AAPの提言に触発されて，日本でも小児科医会と小児科学会から，2004年に相次いで提言が出された。提言の内容は，両者ともAAPとほぼ同様であるが，2歳以下の子どもがテレビを見ることの悪影響について，より突っ込んだ表現が使用されている。

　小児科医会の提言では，「特に象徴機能が未熟な2歳以下の子どもや，発達に問題のある子どものテレビ画面への早期接触や長時間化は，親子が顔をあわせ一緒に遊ぶ時間を奪い，言葉や心の発達を妨げます」と断言している。さらに，小児科学会の提言ではそのタイトルは「乳幼児のテレビ，ビデオの長時間視聴は危険です」と，AAPとは異なり「危険である」と言い切る内容になっている。

　こうした相次ぐ提言の背景には，乳幼児のテレビやビデオ視聴の長時間化と，それに伴う他の活動の減少が，子どもの心の発達に及ぼす悪影響への懸念がある。

　AAPの提言を作成した委員会の委員に，2歳以下へのテレビ視聴制限の根拠について筆者は直接に会って確認したが，現時点ではそれはテレビが子どもの発達に何らかの悪影響を与えるという実証的なデータに基づく提言ではなく，子どもが親や家族と直接かかわる時間をテレビ視聴に費やすことに

よる理論的な弊害を背景にしているとのことであった。

　日本小児科学会の提言は，1歳半の子どもの語彙数と，テレビ視聴時間についての横断的な調査研究の結果をその根拠としている（谷村，2005）。テレビ視聴時間が4時間以上の1歳半児では，4時間以下の児に比べて，二つ以上の単語をしゃべる子どもの数が統計的に有意に少なかったという調査結果である。この，テレビ視聴時間が4時間以上の家庭の子どもの1歳半時点での語彙数が，4時間以下の子どもに比べて有意に少ないという調査結果自体は注目すべきものであるが，テレビの長時間視聴が，子どもの言語発達を遅らせるという「テレビ視聴」と「言語発達」の因果関係は示していない。その理由は，因果関係を推定することは，1時点での横断的な調査では不可能であるというきわめて明快な事実があるからである。因果関係を立証するためには，少なくとも2時点（たとえば1歳半と3歳）で，同じ対象者に対してテレビ視聴時間と語彙数を調査する必要がある。さらに，1歳半での言語能力（二つ以上の語彙をもつこと）が，その子どもの後の言語発達を予想できるという根拠もない。同様の研究を行ったプローミン Plomin, R. は，2歳児の言語能力から，4歳，5歳の言語能力を正確に推定することが困難であることを結論としている（Dale, Price, Bishop, Plomin, 2003）。

　乳幼児のテレビ視聴について，1,000人以上の乳児を対象として長期追跡調査を行っている「子どもに良い放送プロジェクト」では，2歳の時点で，0歳〜2歳までのテレビやビデオの視聴量と言葉の発達の間に，弱い逆相関関係（テレビ視聴量が多いと，語彙が少なくなる）が認められたが，この相関関係は，その子どもへの絵本読み聞かせ時間や，外遊びの時間を考慮して解析すると消失することが明らかにされている（菅原他，2006）。つまり，見かけ上のテレビ視聴量と語彙数の相関関係は，他の因子（子育てのさまざまな環境）によるものであって，因果関係ではないことが示されたと考えることができる。

　このように，乳幼児のテレビやビデオ視聴そのものが，子どもの認知発達に及ぼす影響については，明らかになっているものはない，というのが現状である。

２次元のバーチャル画像視聴の影響

　暴力場面などのコンテンツによる影響や，他の活動時間を奪うことによる影響と同時に，テレビやビデオ視聴の潜在的な悪影響としてしばしば取り上げられるのが，２次元のバーチャル画像からの一方通行の情報ばかりを受け取ることの悪影響である。

　子どもの発達のためには，バーチャル場面ではなく，本物の経験をさせることが必須であるという考えがその背景にあるが，そうした前提が正しいのかどうかまず検証が必要である。

　２次元のテレビ画像ばかり視聴すると，日常生活上で必要な３次元の奥行きの認知能力の発達が障害されるのではないかという懸念がある。乳児は，二つの眼による立体視によって３次元世界の奥行きを学習してゆくという考え方があるが，テレビの２次元画像ばかり見ているとそうした能力の発達が障害されるのではないか，というのである。

　しかし，最近の乳児の発達心理学，乳児行動学，脳科学によって明らかにされた事実は，乳児は早期から２次元，３次元の画像を識別して見る能力を獲得しているということである。

　二つの眼による立体視は４カ月半前後に完成するが，乳児は生後の短い期間の視覚経験から，２次元の画像でもそこに示されている奥行きを認知することができることが明らかになっている。

　図8-2はヨナス Yonas, A. らによって行われた，６カ月の乳児が２次元画像情報から奥行きを認知する能力の証明実験である（Yonas, Cleaves, & Pettersen, 1978）。右側は，「エイムズの窓」と呼ばれるだまし絵の模型である。図の右に示した窓枠は左側が近くにあるように見えるが右側の窓枠と等距離にある。この模型を，片眼にアイパッチをあてて，複眼視による立体視ができないようにした６カ月の乳児の前に提示すると，ほとんどの乳児は，図にあるように自分に近くにあるように見える窓枠にさわるのである。これは，この乳児に，複眼視によらない立体視（奥行きの認知）ができているこ

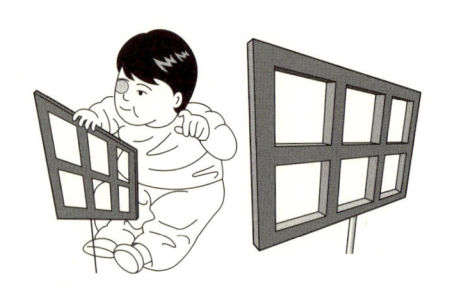

第1部　子どもとその発達を理解する

図8-2　ヨナスらの実験

とを示している。

　8カ月の乳児に，斜めに置かれた板の上をおもちゃの自動車が走り下るビデオをテレビで見せ，その後に，テレビに模した箱の中をビデオ撮影に使ったのと同じ仕組みで実際におもちゃの自動車を走り下らせる情景を見せる。すると，被験者の乳児は，おもちゃの自動車が走り下った先のテレビの箱の辺りを長く見つめることが明らかになっている。そしてそのような行動（テレビの箱の外側を見つめる）は，ビデオ画像視聴によっては見られない。これは，乳児が実際のおもちゃの自動車による実験の場合には，テレビの箱の外まで自動車が走り出てくることを期待していると解することができる。つまり，8カ月乳児は，バーチャル（ビデオ）とリアル（本物のおもちゃによる実験）を識別しているのである。

　最近の脳科学的手法を使った実験でも，6カ月過ぎの乳児にすでにバーチャルとリアルを見分ける能力があることがわかっている。島田と開は，人が運動する様子を，実物およびビデオに撮影した画像で6カ月過ぎの乳児にみせ，脳内活動を脳波（事象関連電位）で記録した。その結果，実際の場面（リアル）とビデオ画面（バーチャル）では，脳内の活動に明らかな差が検出されたのである（Shimada & Hiraki, 2006）。

　このことから，乳児にはバーチャルとリアルの区別がつかない，あるいは，2次元場面ばかり見ていると実際の世界である3次元の空間認知の学習が遅くなる，といった懸念は，乳児の空間認知能力を実際より低く見誤ったことによるものであるということができる。

第8章　高度情報化社会における心の発達

　先の「子どもに良い放送プロジェクト」では，1歳時点においては，テレビ視聴時間の長い乳児のほうが，空間認知能力がわずかではあるが統計的に有意に優っていることが示されている。もちろん，こうした空間認知能力の差は，年長になるにつれ消失してしまう程度のものであるが，「バーチャルとリアルの画像が理解できない乳児にバーチャルばかり見せるとよくない」という暗黙の前提には根拠がないのである。さらに，そうした空間認知能力は，ヨナスが示したような2次元画像の中に奥行きを認知する能力が，テレビ画像視聴によって促進されたとみることも可能かもしれない。

　本物とバーチャル画像の間に，量と質の両面において情報に大きな差があることは明らかである。実際にパリに行き，エッフェル塔に上るのと，テレビでパリの風景やエッフェル塔からの眺めを見ることには大きな差がある。絵本やテレビ・ビデオで象を見るのと，動物園で象を見るのでは，その情報量，質に大きな差があることも明らかである。経験として子どもの記憶に刻印されるものにも大きな差がある。象の実際の大きさやにおいといった感覚情報は，テレビやビデオからは得られない。しかし，テレビやビデオからでも，象の形や動き，声といったバーチャルな情報は得られているのである。長期入院児にバーチャル動物園という画像と音を使った動物体験をさせようという試みがあるのも，情報量と質は少ないものの，子どもの経験となる情報が提供できるという前提があるからであろう。

　バーチャルの情報はリアルと等価ではないが，それもコンテンツや提供のしかたに配慮すれば，子どもの発達に有用な情報なのである。

　情報が一方通行であることの弊害についてはどうだろうか。乳児は，物の動きや，周りの人の反応の「随伴性」をもとに，この世の中の仕組みや社会性を学習してゆくと考えられている。乳児にとって身の回りにあるすべてのものや人の行動が，そうした仕組みを学ぶ教材となっている。乳児は，いろいろな音の中でも人の声により敏感に反応することや，周りの人の表情や視線を頻繁にモニターしていることなどが明らかになっている。また，乳児に接する大人も，声の調子や身振りなど，乳児にあわせた情報発信をしていることが明らかになっている。

そんな意味で，1日に8時間以上の「テレビに子守をさせる状態」は避けるべきであろう。しかし前述の「子どもに良い放送プロジェクト」による調査から，乳幼児のテレビ視聴時間2～3時間のうち，実際にテレビ画面を意識的に見つめる「専念視聴」は20分以内であり，その他の時間は，テレビのある部屋で遊んだりしながら時々画面を見つめる「ながら視聴」であることが明らかになっている。乳幼児が本当に数時間以上「専念視聴」をするのなら，情報の一方通行による弊害も現実味を帯びてくるが，少なくとも現在の日本において，そのような状況があるのかどうかを見極めることが先決ではなかろうか。

おわりに

現代の子どもの心の発達とメディアについて，テレビ・ビデオを中心に述べてきた。メディアの悪影響についての関心が高い現状に対して，どちらかというとそうした懸念に対する根拠が十分でないことを前面に述べた。しかし，筆者は決して乳幼児をテレビやビデオに子守させるような状態が，子どもの心の発達に何ら悪影響を与えないと結論しているわけではない。日本だけでなく海外においても，年長の子どもへの暴力などのコンテンツが及ぼす影響以外については，テレビ・ビデオが子どもの心の発達に及ぼす実証的な研究はきわめて少ないのが現状である。乳幼児へのメディアの影響については今後の研究に期待したい。

文　献

Anderson, D. R., et al. (2001): Early childhood television viewing and adolescent behavior: The recontact study. Monogr Soc Res Child Dev, 66(1), 1-147.
Dale, P. S., Price, T. S., Bishop, D. V., Plomin, R. (2003): Outcomes of early language delay: I. Predicting persistent and transient language difficulties at 3 and 4 years. J Speech Lang Hear Res, 46(3), 544-560.
長谷川真理子 (2000): 心の進化．岩波書店．
坂元　章他 (2002): テレビ番組の暴力描写に関する内容分析―視聴者への影響可能性とその対策に向けて―．放送文化基金「研究報告」平成14年度助成報告書．

Shimada, S. & Hiraki, K. (2006): Infant's brain responses to live and televised action. Neuroimage, 32(2), 930-939.

菅原ますみ,酒井 厚,服部 弘,一色伸夫 (2006): 乳児期の発達と映像メディア接触―影響性に関する因果推定の可能性を探って―. ベビーサイエンス, 5, 46-53.

谷村雅子 (2005): 言葉のトラブルの背景―社会的な影響（１）テレビ・ビデオの影響―. チャイルドヘルス, 8(2), 105-107.

Yonas, A., Cleaves, W. T., Pettersen, L. (1978): Development of sensitivity to pictorial depth. Science 200(4337), 77-79.

第1部　子どもとその発達を理解する

第9章　健全な小学生とは

「健全」の意味

　健全な小学生像を描き出すためには,「健全」という形容詞の意味することをまず明らかにしなくてはならない。健全とはどういう意味だろうか。簡単そうに見えてこれが難しい。

　ところで,ある状態を形容する言葉の定義には4通りの方法があると思う。

　一つは,直接的にその状態をより平易な言葉で叙述する方法だ。たとえば「健全」という言葉を『広辞苑』で引くと次のように解説されている。「①心身ともにすこやかで異常のないこと。たっしゃ。②ものごとに,欠陥やかたよりがないこと。堅実で危なげがないこと」

　二つ目の方法は,「～でない」という否定形を使って,その状態を示す方法である。『広辞苑』では「健全」を説明するために,「異常のないこと」あるいは「欠陥がないこと」と,この二つ目の方法を使っている。「～でない」という説明は間接的で,「～」の後に続く言葉の意味を理解していなければ,不確実なものになってしまう。こうした否定形での説明では,本質的なことを述べずに終わってしまう循環論に陥る危険性がある。辞書の中にもそうした循環論が登場することがある。「健全」を異常のないこと,と説明し,逆に「異常」を健全でないこと,と説明してしまえば,その中身は何も説明していないことはだれにもわかる。

　三つ目の方法は,言葉自体の説明はせずに,「健全」という状態を具現している実例を一つあるいは複数示して,その意味を言葉ではなく「健全」という状態を実現している実例で示す方法だ。

第9章　健全な小学生とは

　そして最後の方法が，その逆の「健全でない」状態の実例を示して，健全である状態を浮かび上がらせる方法である。

　わざわざ最初にこうした説明の方法論について述べている理由は，「健全」という言葉が，それを使う人の価値観を大きく反映する言葉であるからである。まったく同じ状態であっても，使う人によって「健全」にも「不健全」にもなる事例はいくらでもあげることができる。

　たとえばスポーツは，人間の活動の中で「健全」なものの代表とみなされている，といって大きな間違いはないだろう。ところが，「不健全なスポーツ」とみなされるものはたしかに存在する。試みにインターネットの検索エンジンにキーワードとして「不健全なスポーツ」と入力すると，少数ではあるがゴルフを「不健全なスポーツ」として槍玉にあげているホームページがいくつも見つかる。当然ゴルフを「健全なスポーツ」として紹介するホームページは多数ある。つまり同じものでも，評者の考え方によって「健全」にも「不健全」にもなる，のである。健全という形容詞のもつ主観性といったものは明らかであろう。

　ところがこうした強い「主観性」がある言葉であるのにもかかわらず，「健全な子ども」ないしは「健全な小学生」という言葉は，きわめて多用されている。再び，インターネットを検索してみよう。「健全な子ども」という言葉はなんと800以上のホームページ上に登場する。どんな文脈の中で登場するのか少し見てみよう。

「**健全な子ども**の非行防止と非行のある子どもの指導の充実」
「家族のふれあいを深め，**健全な子ども**の育成を図る」
「次代を担う**健全な子ども**を育成するためには家庭・家族機能の回復が不可欠」
「家庭や地域においては教育の環境が整っていない社会では，**健全な子ども**は育たない」
「社会性をもった**健全な子ども**を育成することが求められています」
「外で元気に遊べる環境づくりや家庭，学校，地域で社会的なルールなど

の社会性を学び，健全な子ども社会の形成」

　どうだろうか。少しずつニュアンスは違うが，健全な子どものイメージを，容易につかめるのではなかろうか。

　こんどは，本章の主題である「健全な小学生」という言葉をキーワードにして検索してみると，同様に600以上の多数のホームページにヒットする。以下に「健全な小学生」が登場する文脈をあげてみよう。

「**健全な小学生**は眠ってる時間なんです」
「何も知らない**健全な小学生**も読むであろうものに」
「土曜の5時台に**健全な?!小学生**が家にいるわけがない（遊び回っとったわ）」
「ビデオ，ゲーム，テレビ，マンガとお宅な世界に引きずりこまれています。**健全な小学生**にしたーい」
「不思議な雰囲気が好みだったとしたら，あまり**健全な小学生**でなかった」
「基本的に小学生の時はテレビを見なかった……と，言うより見せてもらえなかったんです。なので夜になってお風呂に入ったら寝るしかなかったんですよね〜。今思うとなんて**健全な小学生**なんだ！って思いますね」
「お隣の〜さんちにボールを入れていつも怒られたとか……，罐けりであそこの塀を登ってたとか……。今思うと**健全な小学生**でした」
「塾の『じ』の字も知らない**健全な小学生**でした」
「自分もそんな感じの大人になりたいです，と**健全な小学生**作文風」

　「健全な子ども」同様，「健全」という言葉を使用している多くの人が，漠然と頭に描いている「健全」像が，こうした文脈の中から伝わってくる。
　こうした「健全」像を言葉で説明するとどうなるのだろうか。「健全」とほぼ同義に使われる英語の「sound」を英語の代表的な辞書（The American Heritage Dictionary）で引くと，こうしたホームページの文脈で使われている意味が明解に示されている。そこには，『広辞苑』などと同じような説

明（free from defect ＝ 欠陥がない，free from disease or injury ＝ 病気がない）だけでなく12種類の意味が示されており，その中に「marked by or showing common sense and good judgement, levelheaded」（＝常識あるいはよい判断を示す，穏健な，思慮分別のある）「free from moral defect」（＝モラルの欠如がない）と，ホームページで使用される「健全」をうまく説明する記述が含まれている。

　回りくどい言い方をしてきたが，「健全な小学生」とは，常識があり，穏健で，思慮分別とモラルのある小学生ということになる。もう少し具体的に，ホームページでの使われ方に即していえば，「健全な小学生」は次のような特質をもっていることになる。

・夜更かしはせず，早寝早起きである。
・有害な図書や映画などは見ない。
・現実社会についてあまり多くを知らない。
・夕方まで元気に外で遊んでいる。
・ゲームにはまったり，ビデオや漫画にはまらない。
・塾に行ったりはしない。
・テレビはあまり見ない。
・近所の子どもと外で（ボール投げや罐けりなどで）遊ぶ。
・人生の目標になる尊敬する大人がいる。

これらの行動特性を裏返せば，それが「不健全」な小学生の行動特性になる。

・夜更かしをし，睡眠のリズムが乱れている。
・有害な図書や映画，有害なインターネットサイトを見る。
・外遊びではなく，家の中にいてゲームをしている。
・学校が終わると，友人と遊ばずに塾に行く。
・テレビを長時間視聴する。

・人生の目標となる大人がいない。

なぜ「健全さ」がこうも希求されるのか

　小学生ではないが,「健全な子ども」という言葉のでてくるホームページはその多くが,「健全な子ども」の育成を目指す団体やイベント,あるいはプログラムを紹介したものである。どうしてそれほど健全な子どもの育成に関心があるのだろうか。

　その答えは明白だと思う。それは,そうした運動が必要だという社会的認識があるからであり,その背景には現代の子どもたち（小学生たち）の不健全さが増加しているのだという危惧があるからである。健全な子どもたち,という言葉のでてくるホームページから汲み取れることは,大人たちの,なんとしても子どもたちを不健全な状態に陥らないようにしたいという切実な気持ちである。そしてその不健全さが顕著に認められると考えられている中心的な領域は,身体発達や精神発達のことではなく,「社会性の発達」であることは明白だ。

　インターネット上で「健全な子ども」の育成を訴えているあまたの小団体だけではなく,社会的に大きな影響力のある団体も,こうした危惧をもっている。

　たとえば私も所属する日本小児科学会は,テレビの長時間視聴が子どもの言語発達や社会性に悪影響を与えるとして,子どものテレビやビデオ視聴を制限する勧告をだしている。文部科学省は,「キレやすい」子どもが増えているとし,「情動の科学的解明と教育等への応用に関する検討会」を元文部大臣の有馬朗人氏を座長にすえて設置している。

　こうした,社会性の不健全な子どもたちが増えているという一般の思いを加速させる一つの要因になっていると考えられるのが,学習障害,注意欠陥多動性障害,高機能自閉症あるいはアスペルガー症候群などの「軽度」発達障害に関する一般の知識の増加,社会的認知の増大である。

　誤解がないように言っておくと,「軽度」発達障害のある子どもが,社会

的に不健全であるというのではなく、発達の過程で社会性をうまく獲得することができない子どもたちが少なからずいるという理解の進歩が、大人の子どもたちの社会性を見る目をより敏感にしたのではないかということだ。文部科学省の推計で、小学生の少なくとも6パーセントが、なんらかの支援を要する子どもであるというショッキングな報告が、「不健全な小学生が増えているのではないか」という大人たちの危惧を増加させたのではないか、ということである。

本当に「不健全」な子どもは増えたのか

しかし特別支援を必要とする小学生が6パーセントもいる、ということは決して、そうした小学生が増えたということを示していない。では「不健全」な子どもが増えたのか、という大前提には証拠があるのだろうか。

前述の文部科学省の検討会のことを報じた新聞記事にはこうある。

「ちょっとした不満で"キレる"など感情をうまくコントロールできない子供が増えていることから、文部科学省は原因と対処法を科学的に解明し（後略）」（傍点筆者）

増えている、と言い切っているが、どこにそうした根拠があるのか示されていない。「キレやすい子どもが増えている」、「最近の子どもはおかしい」、「心の問題が増えている」という問題意識が漫然と、しかし社会的にあまねく行き渡っている心情の源を探ってみる必要がある。

最近の心理学研究の中に「キレやすい」という状態を心理学的に定義しようとしたものがある。最近の研究のテーマになるということは、まだ「キレる」ということが心理学的にどういう状態であるのか定説がないということだし、定説がない状態についてその頻度が増えたのか減ったのかなどということはできないはずである。

少年犯罪が「増えたこと」を、不健全な子どもたちや小学生が増えた証拠とみなす人もいるが、藤川洋子さんなどによれば、少年犯罪総数や凶悪度が増加したという事実はないのである（藤川, 2005）。

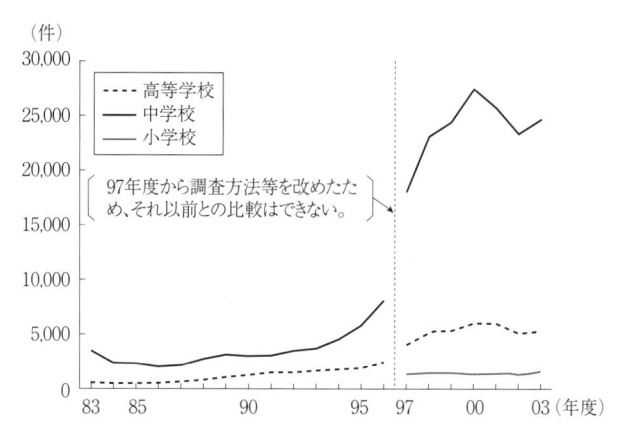

第1部　子どもとその発達を理解する

図9-1　学校内暴力行為発生件数の推移
（文部科学省，2004）

犯罪ではないが，犯罪にいたる可能性がある子どもの粗暴な行動，たとえば学校内暴力が増えているではないか，という指摘もあるかもしれない。図9-1に文部科学省による校内暴力の発生の報告数を示す。中学生で増えていることは明らかだが，そうしたことが小学生で起こっている兆しはない。

新奇事態に対する大人の対応

もう一度，インターネット上に登場した「健全な小学生」の内容を見てみよう。何か気づくことはないだろうか？　ここに登場する健全な小学生像は，すべて私も含めた現団塊の世代の小学生時代の平均的な小学生像に重なるのだ。

テレビはまだ普及せず，普及し始めていてもチャンネル数は少なく深夜の放送はない。もちろんテレビゲームやケータイはないし，コンビニのように夕方以降あいている店もない。住宅地の夜は，まさに街灯の明かりだけがともる暗い世界だったのではないだろうか。放課後は友人と外で夕方まで遊び，夕餉（ゆうげ）の支度ができると家に帰る。学校からそのまま塾に行くようなことも少

なく，深夜目を覚ましていても，ビデオを見るわけでもなく，本を読むくらいしかすることがなかった。室内の遊びもあったが，カルタやトランプあるいは複数の人数で楽しむゲームであり，草野球や罐けり，あるいはゴムとび，縄とびといった外遊びが主体であった。

　現在の社会のオピニオンを決定しているのは，大人たちであって決して小学生ではない。その小学生に大人が「健全な小学生」像として抱いているのは，じつは大人たちが小学生だったころの姿がその基本にあるのではないだろうか。ホームページの記載を元に描き出した「不健全な小学生」像は，大人が決して経験したことのないものだ。現在の大人が小学生だったころ，明治大正生まれのその当時の大人にとって「不健全な小学生」とみなされた人であっても，現在の「不健全な小学生」のような経験はない。

　子どもと大人の外界への対応のしかたで一番異なるのは，新奇な事象に対する姿勢であろう。乳児は，すべてが未体験の世界に生まれでる。そしてそうした新奇な物事や世界に対して，きわめて旺盛な好奇心でかかわってゆく。そうした積極的なかかわりがなければ，言葉の取得や，社会性を身につけることはできない。大人はすでに言葉や人間関係のルールあるいは世界の物事の仕組みを知ってしまっている。もちろん経験の豊富な大人といえども，未知のことはいくらでもあるのだが，日常生活の中では，既知の事柄に比べてそうした未知の事柄の比率は低くなっている。

　テレンス・W・ディーコン Deacon, T. W. はその著書（『ヒトはいかにして人となったか』）の中で，言葉などの文化（あるいはミーム）が進化してゆくときのボトルネックとなっているのが子どもたちであると述べている（Deacon＝金子訳, 1999）。たとえば新しい言葉は，子どもたちがそれを受け入れ，使ってゆくかで，定着できるかどうか決まる，という。最近，大人たちの眉をひそめさせているいわゆる若者言葉が，将来標準的な日本語として定着してゆくかどうかは決して国語審議会がきめるのではなく（もちろん一定の影響力はもっているが），当の子どもたちが大人になってもその言葉を保持して使っていくかどうかにかかっているというのである。

　大人たちは時代や地域によらず保守的であるのは，すでに述べたように，

自分が適応しているすでに獲得した世界観に依拠して生きてゆくために，当然のことなのだ。しかし，子どもたちは，新しい変化に対する抵抗感が少なく，容易に変化を受け入れるとともに，その一部を大人になるまで保持していく。そしてそうして保持された変化が，ミーム（meme：心の中の情報単位，文化の遺伝子）として定着するというのだ。

最近の若者言葉でいえば，「チョベリバ」「チョベリグ」はどうやら定着しそこなった感じがするが「チョー（超）」などは，淘汰を逃れて定着しつつある。「すごい」などは平安時代から，意味を変えて生き残ったが，「モガ」「モボ」はすでに歴史的な用語になってしまった。

ディーコンの説をもち出したのは，「健全な小学生」像とはとりもなおさず，現代の大人たちが，小児期に獲得した「正常像」であり，すべてとはいえないが「不健全な小学生」こそ，あたらしい変化に対応した姿なのではないか，というのが私の偽らざる感想なのである。

もちろん，睡眠リズムの変化や，過剰なメディアへの暴露といったことが，小学生になんらかの変化を起こしてくるだろう。しかし，そうした変化が子どもの心身に本当になにか害悪をつくり出しているのかどうかについては，現在のところはっきりとしたデータはないのである。

すでにおわかりのように，「健全な小学生」像を皆さんに明確に提示することは失敗に終わってしまった。しかし「健全」「不健全」という価値観を背景にもった言葉こそ，人の世界観や文化の生き残りをかけた淘汰過程の最前線で使用される道具である，というやや偏っているかもしれない私の見方を皆さんにお示しできたのではないか，と思う。

文　　献

Deacon T. W. (1997): The symbolic species: The co-evolution of language and the brain. W. W. Norton, New York. 金子隆芳訳 (1999): ヒトはいかにして人となったか――言語と脳の共進化――. 新曜社.
藤川洋子 (2005): 小学生の犯罪を考える. そだちの科学, 4, 95-99.
文部科学省 (2004): 平成16年度文部科学白書.

第2部　発達障害を理解する

解　題

　子どもの神経の疾患の専門家が，育児相談で子どもを診断するために使用するツールは，主に「神経学的診断法」とよばれるものである。私たちはこうした知識と技術で，発達の遅れや，脳性まひなどの運動障害を診断してきた（「育児相談に必要な神経発達の知識」「簡単な発達スクリーニング法」）。

　しかし近年，こうした神経学的診断法では診断することのできない発達の障害をもつ子どもたちがいることが，明らかになってきている。高機能自閉症，アスペルガー症候群，注意欠陥多動性障害，学習障害など現在「（軽度）発達障害」と呼ばれる一群の行動特徴をもつ子どもたちである。こうした子どもたちは，通常の診断法ではなかなか診断がつきにくいが，保育園，幼稚園，小学校などの社会的な場でその行動の特徴が顕著になるという特徴をもつ。

　「子どもを見つめる」は，そうした社会的な場で，子どもの行動を見つめることの重要性を述べたものである。子どもたちの行動の特徴には，「障害」という診断名が与えられるが，通常の疾患概念とは異なりむしろ「性格」「個性」に近い状態である。医学的な治療も行われるが（「LD, ADHD, 広汎性発達障害への医学的治療の現状」），それだけではこれらの行動特徴をもつ子どもたちの困難は解決しない。

　子どもたちの行動を，大人の基準でむりやり「正常化」しようとすると，子どもはその行動の特徴のために常に叱責や注意を受けて生活することになり，自分自身の存在や行為に意義を感じる「自尊感情」が損なわれてしまうということがわかってきている。「自尊感情と子どもの発達」は大人がやりがちな「正常化」への努力が，かえって子どもを追いつめ，社会的な不適応を起こしてしまうことを訴えた講演録である。

　なかなかその実態を理解するのが困難な自閉症，アスペルガー症候群，学習障害については「アスペルガー症候群と学習障害」「自閉症児の言葉」で簡潔な説明を加えた。

　発達障害は，社会認知や言語など脳への「入力系」の障害に目が向きがちであるが，協調運動や巧緻的運動の障害が並存することが知られている。こうした運動障害は存外子どもたちの社会性に大きな影響を与えているのではないか，ということを論じたのが「不器用・運動が苦手な子どもと社会性」である。アメリカではアスペルガー症候群ときわめて類似した状態である「非言語性学習障害」という診断名がしばしば使われるが，協調運動と社会性の障害の密接な関係を示す状態であり，発達障害の本態を示唆する興味深い障害である。

第10章　育児相談に必要な神経発達の知識

育児相談における神経発達相談の位置

　育児相談に来る親は，どのようなことを心配し悩んでいるのであろうか。表10-1は，ある育児雑誌の読者へのサービスとして育児雑誌社が行っている「電話での育児相談」の相談内容の内訳である。授乳・食事に関しての質問が一番多く，それに身体についての心配事が続くことがわかる。発達についての心配事は，全体の5.4％であり，そのうち神経発達（精神，運動発達）についての心配事はその2/3を占めている。総相談数に占める割合は少ないが，そのほとんどが「おすわりしない」「まだ寝返りしない」「言葉がでない」といった発達指標（里程標）に関するものである。さらに，それらの相談のうち医師の相談が必要と思われるものを抽出し，改めて医師が相談にのっているが，そのうち相談件数の多いものを順に並べたのが表10-2である。表からわかるように24項目のうち6項目が神経発達に関するものであり，育児相談にかかわるスタッフが，神経発達についての充分な知識をもつ必要性を強く物語っている。

神経発達相談に必要な知識

　育児相談の対象となる年齢は，出生直後から学童期まで幅広く，その期間中に発生する神経発達上の諸問題もきわめて多様である。本章では一番相談の多い生下時より2歳ごろまでの時期に絞って話を進めてみたい。

表 10-1　育児相談内容のうちわけ（花王育児相談年報, 1990）

授乳・食事	31.3%	日常生活一般	5.4%
身体	22.3%	発達	5.4%
生活のリズム	9.3%	母親（身体, 心）	4.1%
しつけ	9.0%	家庭内人間関係	3.5%
排泄	8.0%	その他	

（総数 12,397 件中）

表 10-2　相談度数の多い電話相談内容（榊原ら, 1989）

相談内容	相談件数	相談内容	相談件数
てんかん／ひきつけ	21	陰嚢水腫	6
あざ, 色素斑	20	斜視	6
処女歩行の遅れ	13	尿路感染症	6
慢性下痢	12	頸定が遅い	6
微熱, 持続／反復する発熱	11	体重増加不良	6
合指／多指症	8	股関節脱臼	6
停留こう丸	7	B 型肝炎	6
喘息	7	鼠径ヘルニア	5
頭囲大小	7	川崎病	5
肛門周囲膿瘍／痔	7	身体を反らす	5
予防接種	7	耳の奇形	5
おすわりしない	7	心室中隔欠損	5

1．分子レベル，細胞レベルでの神経発達

　人の神経系の発達には，臨界期（critical period）と呼ばれる時期があるといわれている。この臨界期に悪条件（低栄養，感染，環境要因）が重なると，その後の神経発達に恒久的な障害が残るとされている。生下時にすでに 140 億個あるといわれる脳細胞は分裂を終えているが，脳の正常な発達に必要な神経細胞の移動，シナプス形成，およびミエリン形成など分化発達の過

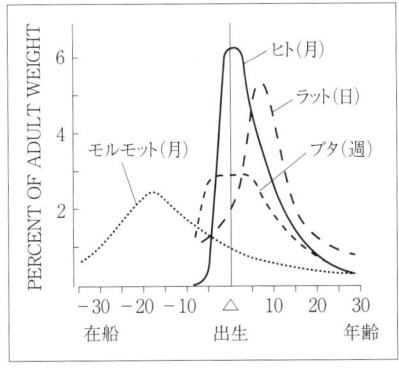

第 10 章　育児相談に必要な神経発達の知識

図 10-1a　脳重量の増加率
（　）内は下の年齢の単位を示す。
（Dobbing, 1974）

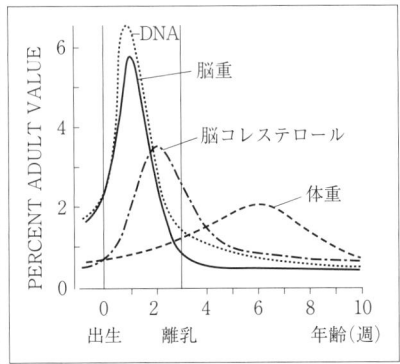

図 10-1b　ラットの脳内 DNA，コレステロール，および体重，脳重量の増加率
（Dobbing, 1974）

程のうち，移動（migration）を除いた過程は，おもにこの臨界期に進行する。図 10-1a に人を含めた哺乳動物の脳重の変化率，図 10-1b にラットの脳重，コレステロール，DNA 量の増加率を示したが，出生から離乳完了までの時期が，脳発達が最も著しいときであることがうかがわれる。この時期に神経細胞は，その突起を伸ばし，他の神経細胞との間にシナプス結合によるネットワークを作り上げてゆく。図 10-2 に人の神経系のミエリン形成の時期的経過を示したヤコブレフ Yakovlev, P. I. の図を示す。ミエリン形成は，中枢神経系の部位によってその時期が異なり，部位によっては成人期まで進行していくが，育児相談の守備範囲である 1 歳までに大部分が完成することがこの図からわかる。このような神経発達を支える物質レベルでの知識は，必ずしも必須ではないが，以下にのべる個体の神経発達の異常を理解する上でできれば知っておきたい。

2．個体レベルでの神経発達

さて，分子レベル，細胞レベルで前述したような人の一生のうちで最も大きな変化は，個体レベルではどのように発現されているのであろうか。人の他の動物と最も異なる点は，立位歩行をすること，手を器用に使えること，

第2部　発達障害を理解する

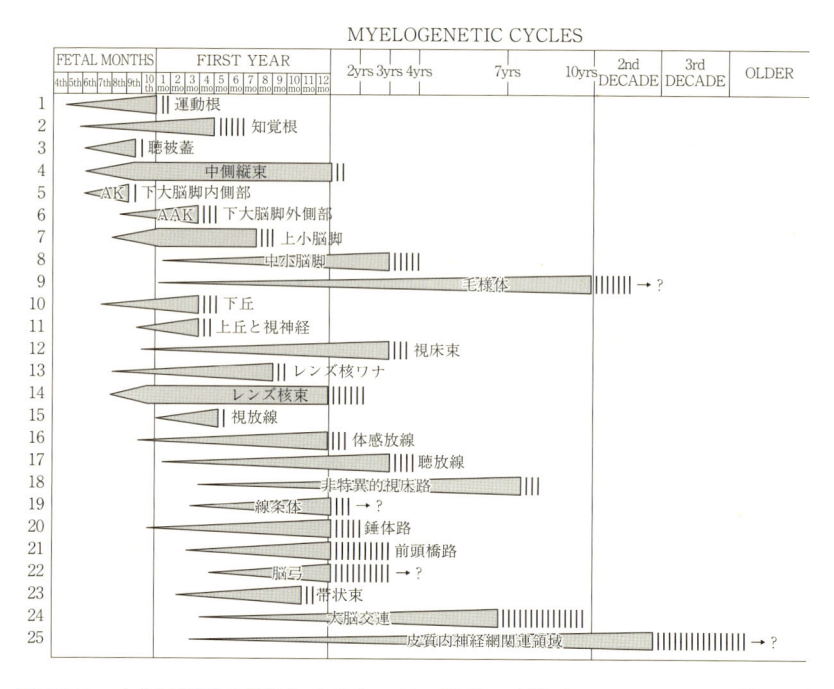

```
                          MYELOGENETIC CYCLES
     FETAL MONTHS  FIRST YEAR
     4th 5th 6th 7th 8th 9th 10 11 12  2 3 4 5 6 7 8 9 10 11 12   2yrs 3yrs 4yrs   7yrs   10yrs  2nd     3rd    OLDER
                                                                              DECADE  DECADE
  1  運動根
  2  知覚根
  3  聴被蓋
  4  中側縦束
  5  下大脳脚内側部
  6  下大脳脚外側部
  7  上小脳脚
  8  中小脳脚
  9  毛様体
 10  下丘
 11  上丘と視神経
 12  視床束
 13  レンズ核ワナ
 14  レンズ核束
 15  視放線
 16  体感放線
 17  聴放線
 18  非特異的視床路
 19  線条体
 20  錐体路
 21  前頭橋路
 22  脳弓
 23  帯状束
 24  大脳交連
 25  皮質内神経網関連領域
```

図10-2　中枢神経系の部位によるミエリン形成の時期（Yakovlev, 1967, 筆者訳）

そして言葉を使うことであるが，そのすべての機能の基本が人の一生の最初の2％（1.5／75）の期間で獲得される。育児相談における神経発達のアセスメントの主たる目的は，この人の人たる所以の機能の発達が問題なくいっているか見定めることといって言い過ぎではないだろう。

発達スケール

人の神経発達の標準値を示し，対象児の神経発達を評価する目的で作られたものが発達スケールである。ゲゼル Gesell, A. らによるものが最初であり今までにいくつも考案されているが，ここには比較的よく使われる Denver Developmental Scale（日本版）を示す（図10-3）。さきに述べたように，神経発達の種々の段階のうち素人でもわかる発達里程標を中心に組み立てられ

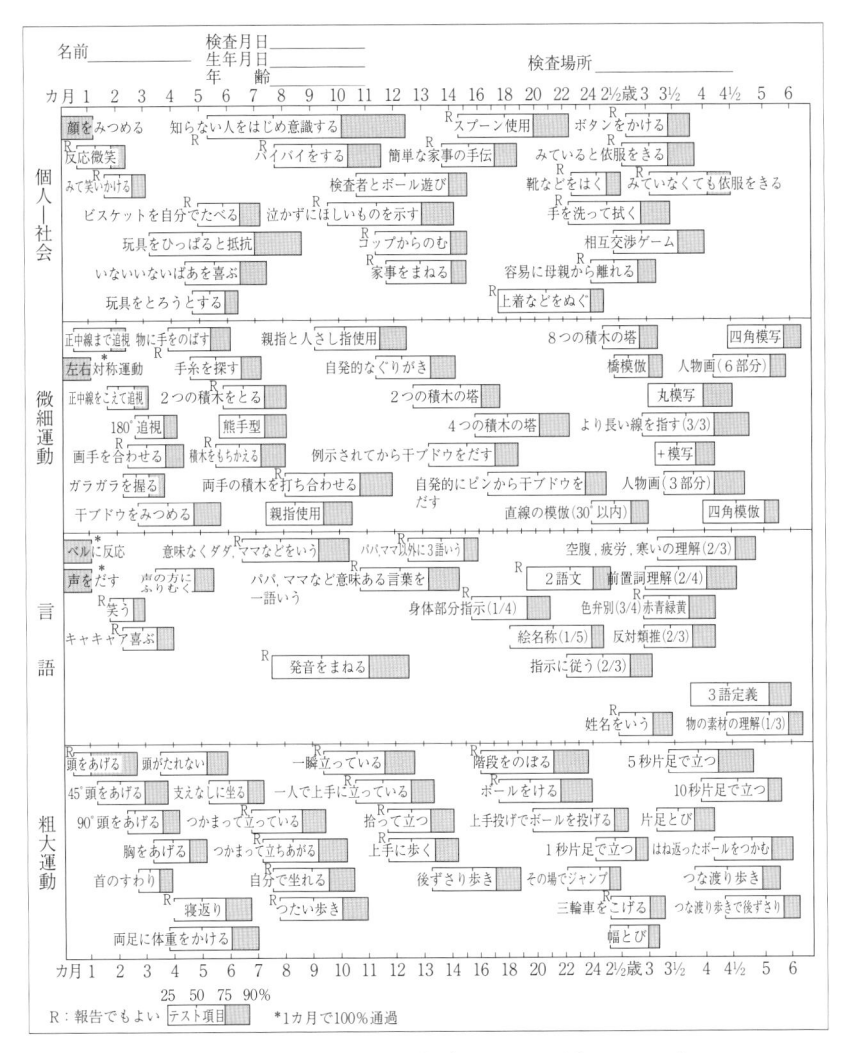

第10章　育児相談に必要な神経発達の知識

図10-3　日本版デンバー発達スケール（上田，1980）

ており，対象児の神経発達が標準発達と比べてどのレベルにあるか容易にわかるよう作られている。このようなスケールは便利であるが，逆に便利であるため神経発達についての知識のない人が，単純にこのスケールに当てはめ

て子どもの発達を評価してしまうおそれがある。そのようなことを防ぐために，これらのスケールにはその使用法，評価の方法について詳しく説明がされているが，しばしばスケールの単純な当てはめからくる誤った評価がなされることが起こっている。また，これらのスケールから得られる情報は，対象児は何ができ，何ができないかという神経発達の task performance（ある特定の課題ができるという遂行能力のこと）がわかるのみであって，なぜできないのかという，発達上の障害の性質についての情報は得られないということも知っておく必要がある。また，ある項目について遅れがあった場合，どれだけ遅れたら明らかな異常なのかということも，これらのスケールから知ることはできない。

原始反射，姿勢反射の消失

　姿勢反射は種々の感覚刺激に対する四肢，体幹の反射運動の総称であるが，そのうち生下時から存在するものを原始反射と呼んでいる。原始反射の消失と，姿勢反射の成熟は，中枢神経系の成熟を反映することが知られており，運動系の発達に限らず，感覚系や中枢における感覚刺激の統合など中枢神経全体の発達，成熟を評価するのに適した指標である。図 10-4 にネコの姿勢反射の中枢を示したが，脳幹，中脳に反射の中枢のあるものから，次第に大脳半球に中枢のある姿勢反射という順に発現してゆく。図 10-5 は原始反射，姿勢反射消長を示したものであるが，原始反射の残存，姿勢反射発現の遅れは，その反射中枢，経路の神経系の成熟障害があることを示唆する重要な所見である。発達スケールの遅れに加えて，これらの姿勢反射の発現の遅れやパターンの異常があれば，対象児に何らかの中枢神経系発達の異常があることが推測される。逆に発達スケールで遅れがあっても，姿勢反射の出現があれば，里程標の遅れが見かけだけのものであり，いずれキャッチアップすることを予見することも可能である。

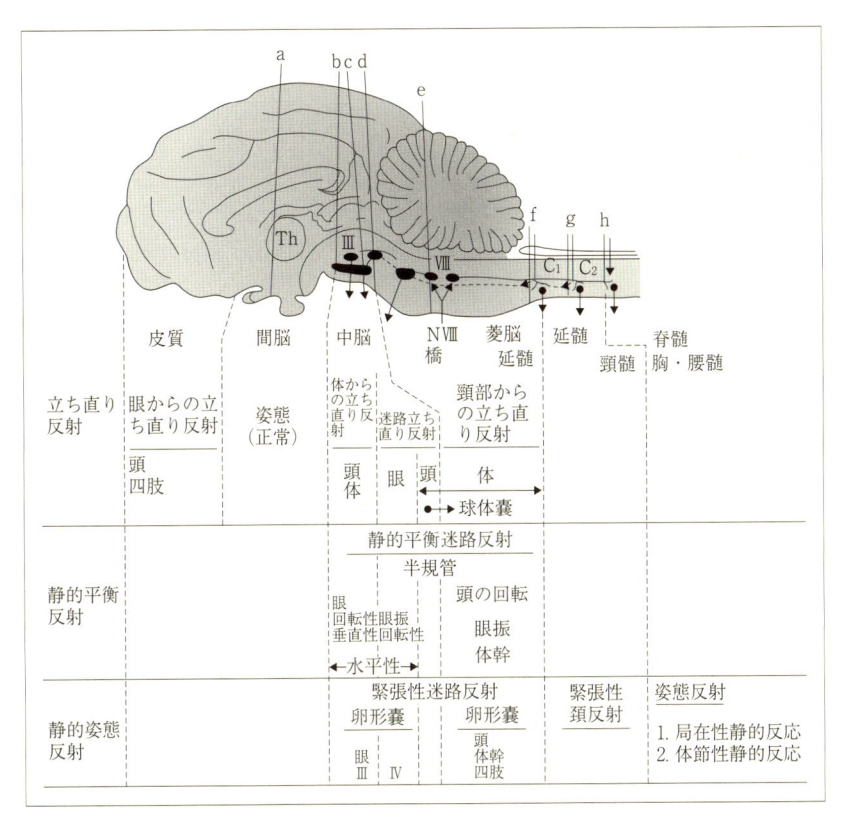

第10章 育児相談に必要な神経発達の知識

	皮質	間脳	中脳		NⅧ橋	菱脳延髄	延髄	脊髄 頸髄 胸・腰髄
立ち直り反射	眼からの立ち直り反射	姿態(正常)	体からの立ち直り反射	迷路立ち直り反射	頸部からの立ち直り反射			
	頭 四肢		頭 体	眼	頭	体 球体嚢		
静的平衡反射			静的平衡迷路反射					
			半規管					
			眼 回転性眼振 垂直性回転性		頭の回転 眼振 体幹			
			←水平性→					
静的姿態反射			緊張性迷路反射			緊張性頸反射	姿態反射 1. 局在性静的反応 2. 体節性静的反応
			卵形嚢		卵形嚢			
			眼 Ⅲ	Ⅳ	頭 体幹 四肢			

図10-4 姿勢反射の中枢（ネコ）（Monnier, 1970）

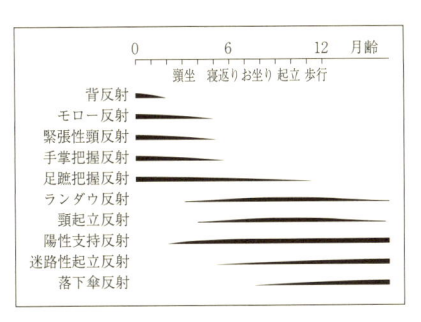

0　　　6　　　12　月齢
頸坐 寝返り お坐り 起立 歩行

背反射
モロー反射
緊張性頸反射
手掌把握反射
足蹠把握反射
ランダウ反射
頸起立反射
陽性支持反射
迷路性起立反射
落下傘反射

図10-5 原始反射，姿勢反射の消失
（鈴木，1965）

第2部　発達障害を理解する

表 10-3　異常症状

けいれん
不随意運動
頭囲拡大，縮小
筋トーヌス亢進，低下
異常姿位 （オピストトーヌス，原始反射の残存など）

神経発達の異常の判断

　神経発達の異常は大きく二つのカテゴリーにわけられる。一つは「異常症状の存在」でありもう一つは「里程標の遅れ」である。育児相談で問題になる異常症状は，表10-3に示すようなもので，正常児には通常見られない症状である。これらの存在は多くの場合，対象児に神経系の異常があることを示している。ただし，頭囲や筋トーヌスは正常域からの偏位の程度を見極める必要がある。それに比べ，里程標の遅れはその定量化が困難であり，さらに「異常症状の存在」を伴わない場合に「異常」「正常」と単純に判断を下すことが難しい。表10-4にどのくらい発達里程標が遅れていたら「有意」とみなすかという基準を一応示すが，それでも判断に苦慮する症例が少なくない。さらに，正常のバリアント（正常だが他とは異なる変種）とでもいうべき発達を示す例が知られており，時に親の不必要な心配を増加させる原因となっている。Shuffler（シャッフラー）は乳児期より伏臥位を嫌い，腋下でささえて被験児を持ち上げると股関節を屈曲させる sitting in the air 位をとりやすく，さらに坐位のまま尻をずらして移動（shuffle）するという特徴的な発達コースを辿る子どもたちである。その異常な移動方法，四つ這いをしないこと，独歩が遅れることなどから，脳性マヒなどの診断がつけられることがしばしばであるが，いずれキャッチアップが起こり正常化する。表10-5に運動発達の遅れを示す状態像を挙げるが，育児相談に当たる医師は，

第10章 育児相談に必要な神経発達の知識

表10-4 運動発達がどのくらい平均より遅れたら有意とみなすか

暦年齢	発達年齢	発達の遅れ	暦年齢	発達年齢	発達の遅れ
Weeks			Months		
8	6	2	15	12	3
12	10		18	15	
16	12	4	21	17	4
20	16		24	20	
24	20		30	24	6
28	22	6	36	28	8
32	26		42	34	
36	28	8	48	38	10
40	32		54	42	12
44	36		60	48	
48	38	10			
52	42				
56	46				

発達の遅れの列に示された期間よりも大きな遅れがあれば有意とみなす
(Drillien, 1977)

見かけ上の遅れ要因として，表にあるような可能性を細かい育児条件の聴取によって除外する必要がある。運動発達に比べ，認知や言語の発達はさらに多くの育児条件，環境の要因を受け，里程標の標準偏差も大きい。表10-6には言語，コミュニケーションの発達の遅れを「有意」と見なす一応の基準を示す。すでに述べたように，育児環境要因の影響が大きいので，基準を満たしていても結論を出すのは控えるべきであろう。

第2部 発達障害を理解する

表10-5 運動発達の遅れを示す状態

精神発達遅滞
脳性マヒ
筋緊張低下
整形外科的疾患（先天性股関節脱臼，内反足，二分脊椎など）
脳変性疾患
環境要因（動きまわる余地のない保育環境）
その他 　Shuffler，歩行器の使用，肥満児，子どもの気質（臆病な子どもは独歩が少し遅れる）

神経発達異常児およびボーダーライン児の扱い方

　育児相談は，育児に伴う種々の問題点の医療機関への窓口である。その役割は最終診断を出すことではなく，育児指導という形で育児上の問題点について答えるとともに，発達障害のスクリーニングを行い，必要があれば医療機関を紹介し，精査，治療に結び付けることである。かつて，Vojta法の普及に伴い，脳性マヒ児の中に早期発見，早期治療によって正常化する一群があることが一般に支持され，何でも異常は早く発見し「疑わしきは治療する」という医療姿勢が優勢であった時期があった。さらに，最近では「早期教育」が盛んに宣伝されるようになり，少しでも早くから異常を見つけようとする傾向はいまだに続いている。しかし，Vojta法による経験の反省から，早期治療が予後を大きく変えうる疾患は，先天性代謝異常の一部など限られたものであることも明らかになってきている。育児相談にあたる医師は，神経発達の異常がまず，治療可能な疾患の症状であるかどうかを鑑別する必要があろう。はっきりと異常がわかっても，現時点では治療や療育の適応がない疾患に関しては，すぐに診断名を告げるというやり方より，育児上の問題についてのアドバイスを与え，何回か相談を重ねながら「何が問題であるのか」親に少しずつ理解してもらう方が，親に

表10-6 言語，コミュニケーションの遅れのめやす

あやすと笑う	10週
周囲への声を出しての反応	12週
人やおもちゃへの持続した関心	32週
多音節音の発音	
数語を理解	15カ月
赤ちゃん遊び（イナイイナイバー，オムツテンテンなど）	
3〜4語文の理解	21カ月
有意語20以上使用	30カ月
有意語50以上，2〜3語文	36カ月

　与える心理的外傷は少なくて済む．現実に育児相談で不用意に告げられた診断に思い悩む親は多いことが知られている．ボーダーライン児については，親に心配ないことをよく説明した後，ある一定期間を経たのちに再検するが，医師の「様子を見ましょう」という言葉でさえ，親に大きな心配を抱かせるものであることは銘記しておきたい．

　私たちは，患児を診断し親に疾患についての情報を与えることを医師として当たり前の仕事として行ってきた．そしてそのような医療行為は必ず患者にとって有益であるという暗黙の確信を持っていたのではないだろうか．しかし，現在は医療情報が世の中にあふれ，医師が不用意に告げた情報がかえって患者や親を混乱させることが起きてきている．育児相談の場は，親にとって気楽に医療情報を得られるという利点を持つが，同時に不必要な心配事をしょい込む場所となりかねないということも，認識しておくべきであろう．

文　　献

1989年度花王育児相談年報，4-10, 1990.
Dobbing, J. (J. Davis & J. Dobbling eds.) (1974): Scientific foundation of pediatrics. Saunders, pp. 565.
Drillien, C. M. (C. M. Drillien & M. B. Drummoud eds.) (1977): Neurodevelopmental problems in early childhood. Blackwell, pp. 44-92.

Monnier, M. (1970): Function of the nervous system. Vol. 2, Elsevier, pp. 274.

榊原洋一，住友真佐美，廣田洋子 (1989): 日児誌，93, 2467-2472.

鈴木義之 (1965): 日児誌，70, 251-261.

上田礼子，Frankenberg, W.K. (1980): 日本版デンバー式発達スクリーニング．医歯薬出版．

Yakovlev, P. I. (A. Minkowski ed.) (1967): Regional development of the brain. Oxford, pp. 3-70.

第11章　簡単な発達スクリーニング法

はじめに

1．準備するもの

　成人や年長児と異なり，発達スクリーニングの対象となる乳幼児は，協力を得ることが難しいのみではなく，診察室の雰囲気や医師看護師におびえて泣いたりして診察が不可能になることがある。泣き出さないまでも，緊張が強かったり，おびえたりしていれば，ふだんリラックスした状態でのみ観察される物や人に対する関心，探索行動などについての観察はできない。そのような理由から，できれば診察は明るい雰囲気で，動物やアニメの絵や縫いぐるみ，おもちゃなどを配した部屋でやりたい。寝返りやハイハイは診察ベッドの上ではやりにくいし危険もともなうので，床の一部にカーペットなどを敷いて，そのうえでの被験児の自然な自発運動を観察できるようにしておく。プライバシーの問題がなければ，診察を待っている数組の乳幼児とその保護者にカーペットの上で遊んでもらい，診察を開始する前に，自然な動きや対人関係をそっと観察することも可能である。

　診察に必要なものは，通常の診察道具（ハンマー，懐中電灯，巻尺，音叉）以外に，色の鮮やかな数種類のおもちゃ（ガラガラなど）と音の出るおもちゃ（鈴，笛など），絵本などである。本章の最後に基本的な発達スクリーニングの項目をあげたが，月齢ごとのチェックリストを自作したり，あるいはデンバー式発達スクリーニング検査用紙（JDDST）などを用意しておくと便利である。

2. 発達スクリーニング法

　発達は総合的なものであり，はっきりといくつかの要素に分解することは不可能であるが，便宜上，運動，知能，言語の三つに分けてそのスクリーニング法の原則について述べる。

運動発達スクリーニング法

　運動機能が正常に発達するためには，大脳皮質から錐体路を経て脊髄前角細胞に至る経路，大脳基底核，小脳などの中枢神経系のミエリン形成，シナプスの形成と末梢神経ならびに運動器である骨格筋の統合された発達が必要条件である。さらに，視覚，平衡覚，深部知覚，関節の固有知覚などの系の発達も運動発達には不可欠の条件である。小児の運動機能の正常発達では，はっきり外から確認できる運動パターンが一定の順で生起していく。これらのパターンを運動の発達里程標といい，その出現時期を図11-1に示した。発達里程標は小児の自発運動と一定の手技に対する反応をみたものにわけられる。運動発達の順番には一定のルールがある。そのルールとは，①子どもの随意運動は頭に近い部分から始まり，足へと下行する，②体の中心に近い部分から手足の先（末梢）に発達が及ぶ，ということである。子ども（乳児）が一番先に獲得する随意運動は頭に一番近い随意筋である外眼筋の随意運動，追視であり，次いで首のコントロール（頚定），さらに上肢近位（腕）を正中部であわせる運動，寝返り（腰の随意筋のひねり），おすわり（下肢帯と脊椎の随意運動），ハイハイ（近位下肢の交互運動），つかまり立ち（遠位下肢の固定），そして二足歩行（下肢，下肢帯，脊椎，上肢の協調運動）に至る。

　運動発達のスクリーニングは，目でみることができるため比較的容易に思えるかもしれない。乳幼児の自発運動といくつかの反射を調べ，発達スケールと照らしあわせ，遅れがあるかどうかをみれば済みそうに思える。基本的にはそれでよいのであるが，以下に述べる三つのスクリーニングの落とし穴

第11章　簡単な発達スクリーニング法

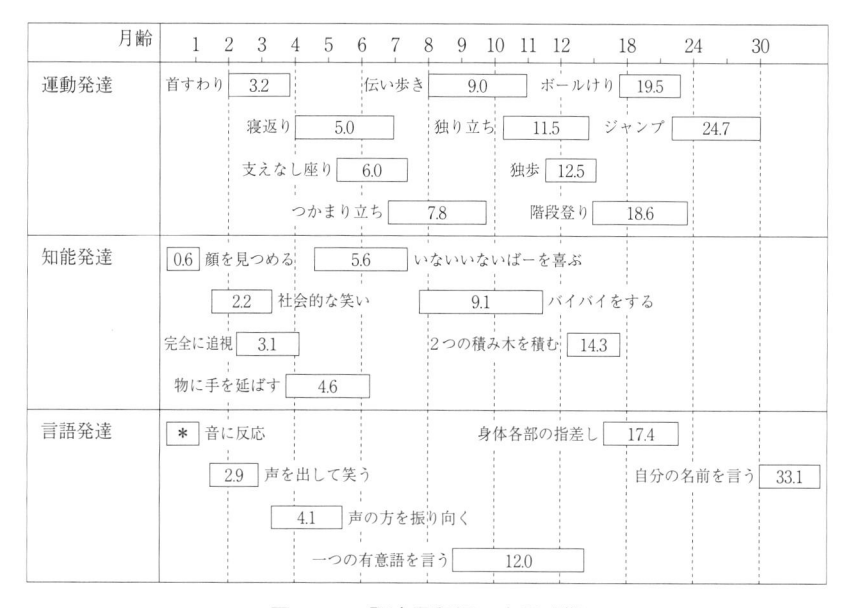

	月齢	1	2	3	4	5	6	7	8	9	10	11	12	18	24	30
運動発達		首すわり	3.2			伝い歩き				9.0		ボールけり		19.5		
			寝返り		5.0					独り立ち		11.5		ジャンプ	24.7	
			支えなし座り		6.0						独歩	12.5				
				つかまり立ち		7.8						階段登り	18.6			
知能発達		0.6 顔を見つめる		5.6			いないいないばーを喜ぶ									
			2.2	社会的な笑い					9.1		バイバイをする					
		完全に追視	3.1							2つの積み木を積む		14.3				
		物に手を延ばす		4.6												
言語発達		* 音に反応							身体各部の指差し				17.4			
		2.9	声を出して笑う										自分の名前を言う	33.1		
			4.1	声の方を振り向く												
			一つの有意語を言う		12.0											

図11-1　発達里程標の出現時期

バーの左端は25パーセンタイル，右端は90パーセンタイルの通過時期を示す。数字は中央値を示す。＊1カ月で100％可能。（上田，1980より抜粋・改変）

にはまらないよう注意が必要である。三つの落とし穴とは正常発達の個人差の幅が大きいこと，正常発達のバリアントが存在すること，乳幼児では診察時の子どもの状態（機嫌，覚醒の程度）によって異なる反応が得られること，である。運動発達障害はこれらの発達里程標の標準からの遅れとして現れるが，前に述べたように，その遅れが正常範囲やバリアントによるものであるのかどうか，乳児の状態が適切であったかどうかの評価をしなければならない。筆者の経験では，乳児の状態が最も大きく影響を及ぼすのは，自発運動ではなく追視や頚定などの反応をみる検査である。追視は乳児が覚醒状態で機嫌がよく，周囲に対する興味をもてる余裕がないと検査できない。追視させる対象は，鮮やかな色のおもちゃでもよいが，この月齢の乳児が最も興味をもつのは人の顔であるので，乳児の顔を覗き込みながら追視の様子を観察するのが最も効果的である。頚定は，脇の下で乳児の体を支えながら体幹を

表11-1　運動発達がどのくらい平均より遅れたら有意とみなすか

暦年齢	発達年齢	発達の遅れ	暦年齢	発達年齢	発達の遅れ
Weeks			Months		
8	6	2	15	12	3
12	10		18	15	
16	12	4	21	17	4
20	16		24	20	
24	20		30	24	6
28	22	6	36	28	8
32	26		42	34	
36	28		48	38	10
40	32	8	54	42	12
44	36		60	48	
48	38	10			
52	42				
56	46				

発達の遅れの列に示された期間よりも大きな遅れがあれば有意とみなす
（Drillien, 1977）

傾ける方法と，引き起こし反応（仰臥位から乳児の両手をもって体幹を垂直まで引き起こす）で判定する方法がある。乳児検診で反り返りが強いという訴えで精密検診に紹介されてくる乳児のほとんどは，引き起こし反応の際に泣いたか，あるいは後方にいる誰かの顔に気をとられたための反応性の反り返りである。発達スケールに単純に当てはめたために前述の落とし穴にはまった例といえる。正常値の個人差が大きいため，遅れが病的であるかどうかを判断する方法は二通りある。一つは，経験的に発達里程標の平均よりどのくらい遅れたら病的かを割り出し，それを当てはめる方法である。表11-1にそれを示すが，暦月齢に対して，遅れがどのくらいあれば有意の遅れといえるか経験的に割り出したものである。この目安は便利であるが，同月齢に出現する里程標でも個人差の広がり（分散）に大きな差があるので，単純な

第11章 簡単な発達スクリーニング法

表 11-2 運動発達の遅れをきたす病態

1)	筋力低下	ミオパチー，筋ジストロフィー，Werding-Hoffmann 病など
2)	筋緊張低下	ダウン症候群，Prader-Willi 症候群など
3)	筋緊張亢進	痙性脳性麻痺
4)	協調運動障害	アテトーゼ型脳性麻痺，脳変性疾患など
5)	精神発達遅滞	染色体異常症，脳奇形，脳変性疾患など
6)	環境	愛情剥奪症候群など
7)	その他	重症先天性心疾患，骨系統疾患，肥満

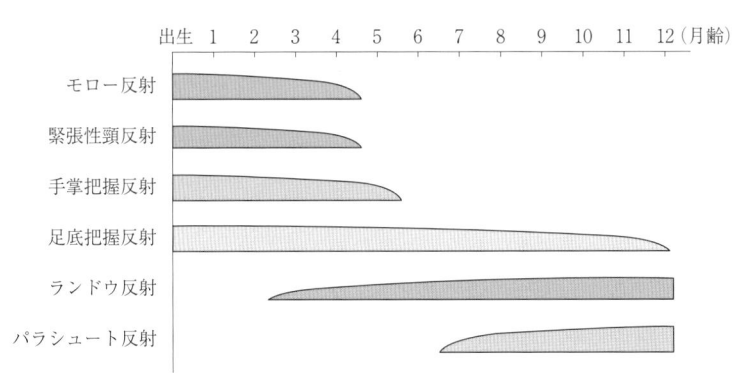

図 11-2 原始反射，姿勢反射の消失，出現の時期（鈴木，1965）

あてはめは危険である。もう一つの方法は，里程標の遅れをきたした原因の質を診察で確認することである。表 11-2 に運動発達の遅れをきたす病態を大きく分類したものを示した。遅れの程度によらず，運動発達の遅れをきたす症状が明らかになれば判断が可能である。

原始反射の消長と姿勢反射の発現は，先に述べた発達のルールにしたがって進行するプロセスであり，発達里程標と併せて運動発達の段階を知る手がかりとなる。特に中枢神経障害による遅れともに反射の異常がみられやすい。図 11-2 に原始反射，姿勢反射の消失，出現の時期を示した。

正常発達のバリアントとしてよく知られているのがシャッフラー (shuffler) である。shuffle とは英語の「足を引きずって歩く」という意味で

あり，この発達のバリアントをたどる子どもは，寝返りをするようになっても腹臥位を好まず，腋の下で支えて足を床につけて立たせようとしても足を床につけたがらず，股関節，膝関節を屈曲させあたかも空中に腰掛けるような姿勢をとり（sitting in the air），座位をとれるようになるとその姿勢のまま床の上を，臀部を滑らせて（shuffle）移動するようになる。ハイハイはしないか，してもきわめて短期間であり，そのまま二足歩行に移行する。二足歩行開始時は通常遅れ，1歳半から2歳前後であるが，その後の運動発達は正常となる。遺伝性があり家庭内発生が報告されている。

知能（精神）発達スクリーニング

　乳幼児の知能発達のスクリーニングは，前半は言語を介して行えないため，なんらかの形で乳幼児が表出する表情，感情（情緒），行動をみて判断するしか方法がない。なお，知覚障害のある乳幼児（視聴覚障害児）では，乳幼児の表情，行動を表出させるための刺激が入力できないために，実際よりも発達が遅れてみえるので注意を要する。乳児期早期では，視覚，聴覚認知，中期以降は探索行動，後期幼児期は社会性や言語が知能発達を知る目安となる。

　追視は運動発達の発達里程標としても登場したが，もともと運動発達と知能（精神）発達は切り離して考えることができないことを示す良い例である。追視という現象を成立させるのには，①見る対象（おもちゃ，顔），②正常な視覚器，③視覚器と視覚中枢の連絡（視放線）の成熟，④正常に機能する視覚野，⑤視覚野に認知された対象に対する関心，⑥正常な視運動中枢，⑦動眼神経と外眼筋の正常機能，が必要である。運動発達では⑥以降の機能が問題となったが，知能発達では⑤が問題とされる。明らかな視覚障害がなく，頸定が可能な乳児が追視をしなければ，対象物（人）に対する関心（affection, attachment）が成立していないことを示唆している。生後4カ月ごろより乳児は眼前のおもちゃに手を伸ばしてさわるが，この行動も視覚，運動機能がその他の方法で正常発達をしていることが確認されれば，おもちゃにさわ

ろうとする探索行動の不成立の原因は知能発達の障害を示唆している。人の新生児は，人の顔，特に目と口に生得的に関心を示すことが知られているが，生後2～3カ月に現れる社会的笑いの出現の遅れや欠如も（視覚障害が否定されれば）知能発達障害の大きな目安となる。図11-1の中段に知能発達の里程標となるおもな反応，行動を示した。これらの遅れが有意のものかどうかの目安は表11-1に示したものが適用できる。

言語発達のスクリーニング

　言語は，知覚，認知と運動にかかわる中枢神経のみならず，自分の意志を相手に伝えようとする情動の発達と統合の上に成り立つ，人間にのみみられるきわめて複雑な機能である。さらに運動発達などと異なり外界の言語刺激（環境）によって大きく左右されるという特質ももつ。運動や知能発達障害も中枢神経内の言語機能を支える経路を共有するため，言語発達障害を併発するものが少なくないが，それらに障害がなくても内因性に言語の獲得のみが遅れたり，言語環境によって外因性に言語発達障害を生ずることがある。運動，知能発達に比べて，影響を与える要素が大きい分だけ，個人差も大きい。通常有意語が出て初めて言語を獲得したとみなすが，新生児が授乳時などに発する「クーイング」と呼ばれる発声や乳児の喃語，さらには1歳過ぎでみられる物や人物の指差しなどの「ボディランゲージ」も言語と同義であるとする考えがある。個人差が大きく発達の里程標の到達時期に大きな幅があり，判定が難しいが一応の図11-1下段に示した。

簡単なスクリーニング法

　発達スケールに乳児の自発運動，刺激に対する反応，種々の手技に対する反応（反射）を対照することは比較的容易である。しかし，その遅れが有意のものであるのか，またどのような異常によるものなのか判断することは必ずしも容易ではない。発達のスクリーニングを行うときは，見かけ上の遅れ

にどのような意味があるのか，どのような病態が考えられるのか，念頭において行う必要がある。これまで述べてきた乳幼児の発達スクリーニングの原則をふまえたうえで，実際の方法について検診が行われる月齢ごとに説明したのが表11-3である。左に検査事項と期待される反応を，右に発達異常を疑わせる症状（反応）を示した。

文　献

Drillien, C. M. (C. M. Drillien & M. B. Drummond (eds.))(1977): Neurodevelopmental problems in early childhood. Blackwell, Oxford, pp. 44-92.
鈴木義之 (1965): 日児誌，70, 251-261.
上田礼子，Frankenberg, W. K. (1980): 日本版デンバー式発達スクリーニング．医歯薬出版.

第11章 簡単な発達スクリーニング法

表11-3 簡単な発達スクリーニングの項目

正常反応	発達の異常を示す反応
1カ月	
非対称性緊張性頸反射，モロ反射（M）	原始反射欠如（M）
手はさわったものを反射的に把握（M）	非対称性の原始反射（M）
頬にさわると頭部を回転させ，吸てつ反射がみられる（M）	筋緊張低下（floppy infant）
追視はないが，眼前20～30センチの物，顔を見つめる（P）	音，光刺激に対する無反応（P）
音に対してまばたきなど反応する（P）	
3カ月	
水平方向の追視（ほぼ180度）（M，P）	常に強い原始反射残存（M）
ほぼ首すわりの完成（M）	引き起こしで頭部支持反応なし（M）
腹臥位で頭部を持ち上げる（M）	追視なし（P）
あやすと笑う（P）	笑いが見られない（P）
手は軽く握る（M）	強い手の握り（M）
正中線で両手をあわせ，見つめる（ハンドリガード）（P，M）	
5カ月	
寝返り開始（50％）（M）	首すわり未完成（M）
物に手をのばす，口へ運ぶ（M，P）	顔，おもちゃなどに無関心（P）
腹臥位で胸まで上がる（M）	引き起こしで頭部の遅れあり（M）
声をかけるとそちらを振り向く（P）	呼びかけに対する反応なし（P）
自発的な発声（ウー，アーなどの母音）（L）	
7カ月	
寝返り完成（両方向），おすわりほぼ完成（M）	おもちゃに手を出さない（P）
物を手掌でつかむ，持ち代え可能（M，P）	自発的な発声なし（L，P）
赤ちゃん遊び（イナイイナイバーなど）を楽しむ（P）	物を口へもって行かない（P，M）
両脇をささえると足に荷重できる（M）	原始反射残存（M）

表11-3 簡単な発達スクリーニングの項目（続き）

正常反応	発達の異常を示す反応
9カ月	
安定した坐位（M），坐位でものに手を延ばしつかむ（M，P）	寝返りできない（M）
つかまり立ち開始（M）	
人見知り始まる（P）	
パラシュート反射出現（M）	
単音節（ダー，バー，ターなど）の発声（L）	
12カ月	
独り立ち，伝い歩き完成，独歩開始（M）	つかまり立ち，伝い歩き不可（M）
ピンセットつまみ完成（M）	知らない人を意識しない（P）
指差し行為出現（P，L）	パラシュート反射なし，左右差（M）
有意語出現（マンマ，ワンワンなど）（L）	
15カ月	
安定した歩行獲得，ハイハイをやめる（M）	
つかまらずに立ち，歩く（M）	
2つの積み木を積むことができる（M，P）	
18カ月	
階段上りを始める（M）	歩行未開始（M）
身体の部分を指差しする（P，L）	
スプーン使用開始（M）	
コップから飲める（M）	
なぐり書き始める（M，P）	
積み木3つ積める（M，P）	
24か月	
階段上り完成（M）	有意語なし（L）
2語文開始（L）	
脱衣できる（M，P）	

発達をはっきりと要素に分解することはできないが，表中の行動，反応がどのような要素の発達を示すかをM：運動，P：精神（知能），L：言語で示した．

第12章　子どもを見つめる

発達障害の子どもは多い

2003年の文部科学省の調査で，小中学校の通常学級児童生徒の6.3%が，落ち着きがない，衝動的な行動をとりやすい（注意欠陥多動性障害），指示が理解できない，集団に入りにくい（広汎性発達障害），知的発達は普通だが，読み書き，計算あるいは推論が不得手（学習障害）などの行動の特性をもっていることが明らかになりました。

日本の特殊教育は，従来知的障害，肢体不自由あるいは盲・聾などの子どもたちを念頭において行われてきました。知的障害の子どもは，調査によって幅はありますが，全児童生徒の2%前後と考えられてきましたので，文部科学省調査による6.3%という数字は，多くの教育関係者に驚きをもって迎えられました。

しかし，この数字を冷静に受け止めた人たちもいます。たとえばアメリカの特殊教育についての情報に通じている人々にとって，この6.3%という数字は，特に驚くべきものではないばかりでなく，実際はもっと多いのではないか，と思った人もいるくらいです。アメリカでは個別教育プログラム（Individual Education Program）の作成が必要な児童生徒の比率は，以前から10%以上いることは周知のことでした。最近では，児童生徒の20%が何らかの特別な支援が必要である，という声もきこえるくらいなのです。

第2部　発達障害を理解する

学校の役割の変化

　近年の少子化という人口構造の変化の中で一番大きな影響を受けているのが教育の現場です。子どもの数が減ったことによって，少人数クラスの実現や過度の「受験戦争」の緩和という良い面もありますが，さまざまな事由による他の子どもたちとのかかわりの低下による社会性の低下などが懸念されています。人口の都市集中や，高層住宅化などの生活空間の環境の変化によって，地域社会に子どもを育てる社会力が低下してきているという指摘もあります。親自身が少子化時代に育ったために，家庭内における基本的なソーシャルスキル（社会技能）の獲得の機会が減少してきているのではないかというのです。

　少子化の良い面としての，少人数クラスやゆとり教育などが，その良い面を十分に発揮するまもなく，教育方針の朝令暮改が行われているように思います。

　背景はともあれ，子どもの社会性や学力についての学校への期待が，従来にもまして増大してきています。その上に，冒頭で述べた特別支援教育の必要な子どもの存在が浮かび上がってきたのです。

教師への期待

　そして，教師のほうから望んだわけではないのに，子どもの社会性の涵養，学力の増進に上乗せされ，発達障害の子どもへの気づき（発見）と適切な対応が学校現場の役割としてクローズアップされてきました。

　こうした現状に対して，現場からさまざまな声がきこえてきます。一つは，教師が通常学級の中で特別な支援を要する子どもに対応していくことへの戸惑いの声です。現時点では，障害児教員の免許の有無にかかわらず，障害児教育に教師がかかわっているという事実があるにしても，定型発達の子どもの教育の専門家が，発達障害のある子どもにかかわっていけるのか，とい

第 12 章　子どもを見つめる

う素朴な疑問です。経験のあるベテラン教師には，発達障害も個性のうち，と捉えらくらくとこなしてゆける方も多いと思います。しかし同時に，急に対応せよといわれても準備ができていないと思われる教師の方も多いように思います。すでに今年度（平成 19 年）から，特別支援教育体制の実施が定められているにもかかわらず，現場ではまだまだ準備不足という感があります。昨年度くらいから，発達障害についての講演依頼が増え，全国を回ってきた経験からすると，まだ発達障害の概念の理解を十分にできていない方も大勢おられます。さらに，概念はわかっているのだが，教室や保護者との対応など，大きな課題がまだ未消化のまま存在しているように思います。

　また一方，障害児教育の専門家の間からは，特別支援教育体制を法的に補完する特別教育支援法によって，従来の障害児教育の対象であった児童生徒から社会的な目がそらされてしまうのではないか，という危惧の声が聞かれます。

子どもを見つめることの意味

　こうした大きく移り変わる教育への社会的要望を前に戸惑っておられる教師の方も多いことと思います。

　数年前ある教育専門雑誌が発達障害の特集を組みました。私はその中で注意欠陥多動性障害の子どもの特徴について書かせていただきました。私以外の複数の著者が，自閉症や学習障害の概説を書き，現場の教師からも具体的な事例についての報告が寄せられていました。しかし印象的だったのは，雑誌の最後に，ある団体役員の教師から，次のような内容を骨子とする論文が寄せられていたことです。細かな文面とは異なりますが，その論文では「発達障害は存在しない。すべて子どもの個性である。教師は発達障害を診断しない。子どもの本質は子どもととことん向かい合えばおのずから見えてくる」という内容だったと思います。読者の皆さんは，どのように思われるでしょうか。そのとおりだと思われる方もおられるかもしれません。

　私はこの教師の考え方は半分正しく，半分誤りだと思います。誤りは「発

達障害は存在しない」という部分です。発達障害の基本的な考え方については後に述べますが,「障害」をどのように規定するかという点で議論はあっても,発達障害という名前で呼ばれる行動特性は明らかに存在しています。頭からそのようなものは存在しない,という姿勢は正しくないと思います。

では正しいと思うところはどこでしょうか。正しいところは,子どもの本質はとことん向かい合えばおのずから見えてくる,という主張です。向かいあうは,「子どもを見つめる」と言い換えてもよいと思います。子どもを見つめることは,発達障害の子どもへの対応の第一歩なのです。しかし,この第一歩が,教育現場で踏み出されていない現実についてこれも後で詳しく述べてみたいと思います。

注意欠陥多動性障害の子どもの行動特性

読者の皆さんはすでに注意欠陥多動性障害についての基礎的な知識をもっておられると思います。ここでは,その診断基準や治療について述べるのではなく,その行動特性を本人の心理行動の特性に沿って説明していきたいと思います。しかし一応,その診断基準を表12-1に掲げておきます。

注意欠陥多動性障害の子どもは,どうして表12-1に見られるような行動をしてしまうのでしょうか。表を見ていて気がつくことは,18の行動のすべてが,学校や地域社会において,「不適切」「問題」ないしは「不適応」とみなされる行動であることです。私たちは,就学するずっと以前の乳幼児期から,こうした「不適切」な行動をするたびに,親やその他の周囲の大人から,注意されたり叱責されることによって,しだいにそのような行動を抑制するようになってきます。また,実際に注意されたり叱責される前に,親や大人の表情や動作から,自分の行っている行動が歓迎されていないことを学びます。

注意欠陥多動性障害の子どもは,このような学習過程と,学んだことの応用に困難があるのです。

表12-1 　ADHDの診断基準（DSM-Ⅳ）

1) 以下の注意欠陥の症状のうち6つ以上が少なくとも6カ月以上続いており，そのために生活への適応に障害をきたしている。またこうした症状は発達レベルとは相容れない。

注意欠陥

（なお，すべての症状には"しばしば"という表現がついているが，省略）

・細かいことに注意がゆかず，学校での学習や，仕事その他の活動において，不注意なミスをおかす。
・さまざまな課題や遊びにおいて，注意を持続することが困難である。
・直接話しかけられたときに，聞いていないように見える。
・学校の宿題，命じられた家事，あるいは仕事場での義務に関する指示を最後まで聞かず，そのためにやり遂げることができない（指示が理解できなかったり，指示に反抗したわけではない）。
・課題や活動を筋道を立てて行うことが苦手である。
・持続的な精神的努力を要するような仕事（課題）を避けたり，いやいや行う（学校での学習や宿題など）。
・課題や活動に必要なものをなくす（おもちゃ，宿題，鉛筆，本など）。
・外からの刺激で気が散りやすい。
・日常の活動のなかで物忘れをしやすい。

選択的注意と作業記憶

　選択的注意とは，私たちが周囲の状況を漠然と捉えるのではなく，ある事柄に注意を集中させることです。ソファーにゆったりと座り，ぽーっと何も考えていないときでも，部屋の中に何か変化が起これば私たちは気がつきます。私たちの選択的な注意システムは，まず気づく（注意の志向）こと，そしてその気づいたことに注意を集中し続けること（注意の持続）という少なくとも二つの脳内機能によって支えられています。こうした注意機能の脳内の中枢については，まだ議論がありますが，前頭葉の前帯状回と呼ばれる部位がその候補に上がっています。そして，注意欠陥多動性障害のある人では，その部分の働きが低下していることも示されています。

第2部　発達障害を理解する

表12-1　ADHDの診断基準（DSM-Ⅳ）（続き）

2）以下の多動・衝動性の症状のうち6つ以上が少なくとも6カ月以上続いており，そのために生活への適応に障害をきたしている。またこうした症状は発達レベルとは相容れない。

多動

- 手足をそわそわと動かしたり，いすの上でもじもじする。
- 教室やその他の席に座っていることが求められる場で席を離れる。
- そうしたことが不適切な場で，走り回ったりよじ登ったりする（青年や成人では落ち着かないという感覚を感じるだけ）。
- 静かに遊んだり余暇活動に付くことが困難である。
- じっとしていない，あるいはせかされているかのように動き回る。
- しゃべりすぎる。

衝動性

- 質問が終わる前に出し抜けに答えてしまう。
- 順番を待つことが困難である。
- 他人をさえぎったり，割り込んだりする（例：会話やゲームに割り込む）。

診断のための付帯条件

- 発達レベルに不相応。
- 6カ月以上持続している。
- 2カ所以上の場所で症状がある。
- 日常生活上支障がある。
- 7歳までに症状発現。

　作業記憶（ワーキングメモリー）は，前頭葉にその中枢があるといわれる超短期記憶です。私たちが何か日常生活上の作業を行うときには，自分がしている作業の工程やその目的を常に「念頭」において行っています。二つ以上の作業を平行して行っているときには，一つの作業を行いながらも，もう一つの作業を行っていることをどこかで意識しています。こうした「念頭」や「意識」と呼ばれる精神機能が作業記憶なのです。

　何かをしていて，急に思い出して隣の部屋に入ったとたんに，自分がなぜその部屋に入ったのか忘れてしまうことがあります。これは作業記憶が途切れたことによる行動とみなすことができます。そしてこの作業記憶の実行に

第12章　子どもを見つめる

困難があるのが注意欠陥多動性障害の子どもたちです。注意欠陥多動性障害の子どもや大人では，作業記憶の中心があるとみなされている前頭葉の活動が低下していることが示されています。

　脳内に立ち入って，注意欠陥多動性障害について説明をしている理由は，そうした心理行動特性の原則を知ることで，表に掲げたさまざまな行動の特性の大部分が理解できるようになるからです。別の言い方をすると，表12-1に書かれていない行動についても，予測したり，理解したりすることが可能になります。そしてそうした予測や理解のためには，子どもを「見つめること」が大原則になるのです。

　すこし具体的に見ていきましょう。

直接話しかけられたときに聞いていないようにみえる

　これは表12-1の診断基準にある行動の特性です。なぜ，このような行動をするのでしょうか。私たちは，何かをしているときに，だれかから話しかけられれば，すぐに現在行っている作業をいったん中止して，自分に話しかけた人に注意を向け，相手の言うことを聞く態勢にはいります。そのためには，前項で説明した注意の志向という精神作業が必要になることはすぐにわかります。そして，相手が言い終わるまで相手のしゃべることに注意を向けた状態を持続しなくてはなりません。こうした，精神作業とそれに引き続く行動が，注意欠陥多動性障害の子どもはうまくできないのです。

　「課題を筋道を立てて行うことができない」ことは，作業記憶の働きから説明できます。課題を筋道を立てて行うためには，課題に取りかかりながら，「念頭」に，今行っている作業の次の作業のことを思い浮かべながらやる必要があります。図工の授業で，何かを作成するときには，最終的な完成の状態を「頭に思い浮かべて行う」ことが必要です。しかしこうした作業記憶の使用が，生まれつき不得手なのが，注意欠陥多動性障害の子どもたちなのです。

　では，「そうしたことが不適切な場所で走り回ったりよじ登ったりする」

のはどうしてでしょうか。これは別の言い方をすれば，場のルールが守れないということです。

　場のルールを守るためには，どのような精神的活動が必要でしょうか。ひとつは「場のルール」がどんなものであるのか知っていることです。注意欠陥多動性障害の子どもは，幼少時から，人間関係の背景にあるルールを学習することが困難です。なぜなら，人間関係のルールは，人間同士の行動を注意深く観察することで身につくものだからです。そのときそのときの状況に反射的に反応することの多い注意欠陥多動性障害の子どもは，そもそもそうした見えないルールの学習に困難があります。

　仮にルールを知っていたとしても，ルールを守るためには，ルールが適応される場で行動するときに常にルールを「念頭」においておく必要があります。しかし，作業記憶の使用に困難があるために，せっかく知っているルールを適用することができないのです。

知識をもって子どもを見ることで，子どもの行動を予見する

　これまで説明してきたような注意欠陥多動性のある子どもの心理的内面を洞察することで，子どもたちの行動を理解したり，予見することができます。
　注意欠陥多動性障害の子どもの「不適切行動」には，その背景に必ずそのきっかけとなった要因があります。
　講演会などで，この不適切行動への対応のしかたについての質問をいただくことがあります。
　私は臨床心理の専門家ではありませんが，そうした場合に必ず申し上げるのは，そうした行動を起こすことになったきっかけが何であったのか，確認することが先決であるということです。不適切行動があって初めて，その子どもの様子を見つめるのでは，決して正しい対応のしかたはわかりません。常に言動の中に反映される子どもたちの心理的な動きを見つめ，そのうえで注意欠陥多動性障害の子どもに共通する心理機構についての知識を応用することによって，対応のしかたが理解できるのです。

ここで、私が教育専門雑誌中である教師の方が書いていた意見の半分は正しいが半分は誤りであるといった理由がおわかりになったかと思います。しかし、前提なしに、注意欠陥多動性障害の子どもを観察するだけでは、正しい対応をするのは難しいのです。もちろん、長い期間その子どもを見つめ続ければ、その子どもの気持ちの内部まで洞察できるようになるかもしれません。しかし、冒頭で述べたように、発達障害の子どもはクラスに数人以上います。また、子どもの本質がわかった時にはクラス替えや、中学校や高等学校へ進学する時期になってしまうかもしれません。

発達障害の有無や、その特性についての正しい知識をもち、子どもを見つめることを通じて、子どもにそうした特質があるかどうかを「見立てる」ことは、教師にとって必須のことであると思います。ここではあえて「見立てる」という言葉を使いました。これは、前出の教師の言葉でいうと「診断」に当たるかもしれません。もし、この見立ては「診断」という行為と変わるところがない、というのであれば、誤解をおそれずに「診断」も必要だと思います。

社会性の獲得と顔認知

では高機能自閉症やアスペルガー症候群の子どもたちの行動特性の背景には、どのような心的な過程があるのでしょうか。

私たちが他人と円滑な関係を保ちながら、社会生活を送るために作動することが必要な脳内過程に、顔認知と心の理論があります。

人の乳児には生まれたときから、他のどんなものにもまして、人の顔を見る性質があります。顔の中でも特に目元や口元に注目します。なぜ、目元や口元を見つめるのかその理由はわかりません。乳児の脳がそのようにプログラムされている、とでもいうしかありません。

乳児は、視界の中に他人の顔があれば、旺盛な好奇心でそれを見つめ続けます。本章の主題は（大人が）「子どもを見つめる」、ですが、人の乳児は生まれたときから、他人の顔や表情動作を好んで見つめる性質をもっているの

です。そして，生後数カ月のうちに，目には視線の方向があること，半年くらいで顔には表情があること，そして1歳までには，人の顔はみな違うことに気がつきます。人見知りは，人の顔が一人一人違うことを見分けることができる能力がついた証です。

私たちが他人と円滑に社会生活を送るために必要な能力の過半は，表情や視線，顔による個人識別，身振り動作の理解といった「非言語的」コミュニケーション能力によるものです。言い換えれば，他人を「見つめること」が，社会性の第一歩なのです。

顔認知にかかわる脳の部位については，脳機能画像によるたくさんの研究がなされ，ある程度わかってきています。側頭葉にある紡錘回や上側頭回と呼ばれる部位が，表情や動作，顔の識別に深くかかわっています。そして，高機能自閉症やアスペルガー症候群の子どもや大人は，それらの部分がうまく活性化されないことが複数の研究者によって示されています。

心の理論は，自分と他人では考えていること，知っていることが異なっている，という私たちにとっては自明の事実を理解する能力のことです。詳細は省略しますが，心の理論を獲得するのは4歳過ぎであることがわかっています。別の言い方をすると，4歳未満の子どもには，自分の考えていることと他人の考えていることの間に垣根がないのです。

自閉症の子どもや大人は，この心の理論が十分に機能していないことが明らかになっています。

高機能自閉症，アスペルガー症候群の子どもの心の動きを見る

自閉症の3大症状として，①言語遅滞，②対人関係の質的障害，③独特の物や場所，行為へのこだわり，がよく知られています。文部科学省の調査で明らかになった6.3％の児童生徒のうち1％が，自閉性障害の特徴をもつ子どもの比率です。

自閉症には精神遅滞（知的障害）を伴うことが多く，約80％の自閉症の子どもに，自閉症の症状に加えて知的障害があります。残りの20％は，幼

表12-2 アスペルガー症候群の診断基準（DSM-Ⅳ）

A. 以下のうち，少なくとも2つ以上により示される，対人的な相互作用（or 対人相互作用）における質的な障害。

・目と目で見つめ合うこと，顔の表情，体の姿勢，感情表現などを，読み取り理解する非言語性行動がきわめて困難。
・友人・仲間をつくることにおける困難。
・喜び，興味，成果を他人と共有することを自発的に求めない。
・対人的あるいは情緒的相互性の欠如。

B. 行動，興味，活動のパターンが，限定され反復的で型にはまっている。以下の1つ以上がみられる。

・その強さや対象が異常なほど，1つかまたは複数の限定された興味だけに熱中している。
・特定の機能的でない習慣や儀式に，かたくなにこだわっているようにみえる。
・型にはまった反復性の動きの癖（例えば，手や指をヒラヒラさせる，ねじる，あるいは複雑な全身の運動）。
・物事や物体の一部に過剰な関心をもつ。

C. この障害が社会生活，職業生活，または他の重要な領域において，臨床的に顕著な障害を引き起こす。

D. 言語については，臨床的に顕著な遅れはみられない（たとえば，2歳までに単語を用い，3歳までに句を用いて意思疎通を行う）。

少時には言語遅滞が目立っていても，しだいに言葉を獲得し，会話が可能になります。こうした子どもたちが高機能自閉症と呼ばれる子どもたちです。さらに，最初から言葉の遅れが目立たず，三つの症状の他の二つだけが見られる場合を，アスペルガー症候群と呼んでいます。一応アスペルガー症候群の診断基準を表12-2に示します。

なぜ高機能自閉症やアスペルガー症候群の子どもや大人には，診断基準に示されるような行動特性が見られるのでしょうか。注意欠陥多動性障害に倣って，考えてみましょう。

「顔の表情がわからない」

　診断基準の最初に書かれている行動特性が,「顔の表情がわからない」です。なぜ,わからないのか,その心理的な機構はかつては不明でした。しかし,前項で説明したように,人の顔認知システムの脳内機構が,脳機能画像研究によって明らかになりつつあります。

　高機能自閉症やアスペルガー症候群の大人を対象とした研究で,これらの障害をもつ人は,顔認知の中枢と目されている側頭葉の紡錘回や上側頭回などの活性が低下していることが明らかになったのです。つまり,高機能自閉症やアスペルガー症候群の人は,文字通り「他人の顔の表情を理解できない」のです。今のところなぜ,紡錘回や上側頭回の活性化が起こらないのかまではわかりませんが,行動特性の背景にきちんとした生物学的な根拠があることがわかったのです。顔の表情だけでなく,身振りや顔の同定を行う脳部位の活動が低下していることも明らかになっています。

　さらに,心の理論の脳内部位である前頭葉の活性化の障害も明らかになっています。

　私たちは,顔の表情や身振りと,言葉の両方を使って他人との意思疎通を図っています。しかし,高機能自閉症やアスペルガー症候群の子どもや大人は,表情や手振り身振りで表現された意思の部分はわかりません。私たちの意思疎通システムは高度に発達しています。言葉での表現と,表情や身振りの間に微妙な差をつけることもしばしばです。皮肉を言うときには,言葉の上ではほめていても,表情や身振りの上で,それとなく真意はそうではないことを示します。

　いつも上役の顔色ばかりうかがっている友人には「君は本当に優等生だからね」といったように,言葉尻ではむしろほめ言葉であっても,真意は批判するといった方略(レトリック)を使います。

　しかし,高機能自閉症やアスペルガー症候群の子どもや大人は,そのときの顔の表情(たとえばにやりと笑う)や,言葉のイントネーションが理解で

きないのです。そしてその理解できない理由は、経験が足りなかったり、言語を理解する能力がないわけではなく、脳内の表情や言葉のイントネーションを理解する部位の働きが、定常発達をしている人と異なっているからなのです。

子どもを見つめること

　私たちには、他人の言葉を理解するだけでなく、表情や身振りから相手の心を読む能力が生まれつき備わっています。日々の授業で、教師はそうした能力を発揮して、児童生徒の心の動きをモニターしているわけです。こうした能力の必要度は職業によって異なります。コンピュータのプログラマーや、自然科学の研究者、あるいは経理や校閲といった、厳密な論理に従って作動する対象と向き合う職業では、必要度は比較的低いのです。逆に、他人の感情を読み、それによって対応を変えなくてはならない職業では、必要度は高くなります。

　小中学校の教師は、当然必要度の高い職種です。子どもたちの理解度や気分を常にモニターしながら、教え方や教材を臨機応変に変えていく必要があります。児童生徒の気持ちを理解せずに、一方的に教えるだけの授業を行うだけでは不十分です。こうした資質は、学問の内容の伝達を主な目的とする大学の教師には必ずしも必要ないかもしれません。大学生は、高度な学問を自分の意思で学ぼうという人であるからです（実態はすこし違うかもしれませんが）。

　発達障害をもった子どもたちは、教師にとっては大きなチャレンジです。それは、すでに述べてきたように、その心理的特性が、定型発達の子どもと異なるために、他人の気持ちや意思を敏感に感じ取る能力をもっている私たちにとってさえ、その理解は困難なのです。

　しかし、なぜ私たちの他人の意志理解能力は敏感にチューンアップされているのでしょうか。それは乳児期から、生まれつき備わった顔や表情に対する好奇心に導かれて、毎日毎日繰り返して、他人の表情身振りを見、言葉を

きいているからです。

　日本の霊長類研究は世界をリードしています。優れた研究者を輩出していることがその大きな理由ですが，もう一つある特殊な技法を先駆けて開発したからだといわれています。その技法とは，類人猿の顔による個人識別を世界に先駆けて行ったのです。

　それまでは，日本ザルやチンパンジーの個体識別は，体の特徴などで大雑把に行うことはあっても，一個一個の個体を識別することはできませんでした。しかし，日本の研究者はフィールドに日参して毎日毎日類人猿の顔を見つめることによって，個体識別ができるようになることを発見し，それを研究に応用したのです。

　発達障害の行動特性をもった子どもの気持ちや行動の理解が困難な理由は，定型発達と異なる行動特性をたくさん見つめてこなかったからです。逆の言い方をすれば，経験をつむことによって，日本ザルの個体識別が可能になるのと同様に，発達障害の子どもたちの気持ちを理解することができるようになるということになります。

見立てることの意味

　そんな意味で，最初にご紹介したある教師の方の，とことん見つめれば子どもの本質は理解できる，という言葉は正しいと思います。しかし，そのためには，私たちの乳児期からの数え切れないほどの経験に匹敵するだけ「見つめる」経験を積み重ねなければなりません。つまり多大な時間がかかるのです。1クラスに数人発達障害をもった子どもがいることが明らかになりましたが，通常の授業を行いながら，定型発達の子どもと異なる行動特性をもつ複数の子どもを詳細に見つめることは困難です。

　しかし，発達障害の子どもや大人の心理的な過程について蓄積されてきた知識を利用することで，最初から観察することでは膨大な時間がかかることを，効率よく短時間で理解することができるようになっています。発達障害の子どもたちに共通して見られる行動特性を手がかりに，「見立て」をする

ことで、先人が積み重ねてきた知識と技術を利用することが可能になるのです。前にあえて「診断」が必要と書いた理由はここにあります。

事実、アメリカの小中学校では、教師が行動特性についてのチェックリストを使って、発達障害の可能性を「見立てる」ことを行っています。教育のあり方や社会体制が異なるアメリカのやり方が正しいというのではありませんが、参考になる事例です。

もちろんチェックリストを使わなくても、子どもの言動を注意深く見つめることによって、その子どもがどのような発達障害をもっている可能性があるかを教師が判断することは可能です。もちろん、そのためには、子どもの心理・行動発達と、発達障害の子どもの行動特性などについての基礎的な知識を、教師自身がもつことが前提です。

教師は「診断」すべきではない、という姿勢は、ともすると発達障害を診断するのは医師であり、その中身まで教師は立ち入るべきでない、といった姿勢につながるおそれがあります。そしてそれは現実のものになっています。

最後まで「見つめない」教師

私は現在も週に2回神経・発達外来で主に発達障害の子どもの診療に当たっています。注意欠陥多動性障害や高機能自閉症、てんかん、精神遅滞（知的障害）、その他の神経疾患などが、最も多い診断名になります。最近は、他の神経疾患やてんかんのお子さんに比べて、注意欠陥多動性障害、アスペルガー症候群などのお子さんの比率が増えています。

発達障害についての社会的な認知が進んだ影響で、親御さんや幼稚園、小学校の教師が子どもの行動の特徴に気づき、発達障害を疑っての受診というケースが多くなっています。

受診理由の大部分は、言葉の遅れや落ち着きのなさ、あるいは集団に入れないなど、診断基準に示された行動の特性に気づいたというものです。しかし、最近、多くなったのが、幼稚園あるいは小学校の担任（担当）から、「障害があるかもしれないから、医療機関に行きなさい」といわれたというケー

スです。

　こうしたケースの大部分は，親自身に子どものことで何か気になることはあるか，ときいても，はっきりとこたえられないのです。親御さんに，「先生（教師）はなんとおっしゃっておられるのでしょうか？」とたずねても，首をかしげて「さあ，ただ障害があるかもしれないから医療機関にかかって診断をしてもらいなさい，といわれました」という返事が返ってくるだけです。

　注意欠陥多動性障害にせよ，アスペルガー症候群にせよ，私たち医師が診断を確定するのは，子どもの普段の様子と，こちらからの働きかけに対する反応の観察と，親や子どもに接する大人（教師など）からのさまざまな社会場面での行動特性についての情報を勘案して行います。脳波やMRI，あるいは血液検査といった検査は診断には必須ではないのです。つまり，子どもの様子をきちんと観察すること，つまり子どもを見つめることによって診断をしているのです。診断の決め手は，これまで述べてきた発達障害の子どもの特異的な心理状態を反映した行動特性を同定することになります。診察室ではさまざまな社会状況を再現することができませんから，家庭，幼稚園，小学校での行動の様子を，それぞれの現場にいる観察者から入手して行うことになります。

　教室や家庭は，発達障害の子どもの行動特性が最も顕著に現れる場所です。つまり，教師はそうした行動特性の１次情報を直接観察できる立場にいるわけです。

　本章では触れませんでしたが，学習障害にいたっては，学校での授業やテストの中に，その中核的な行動特性が現れるのです。

　何か障害があるかもしれないから医療機関にかかるように勧める教師は，子どもを最後まで見つめることを放棄しているのではないかと思います。

見つめることから始まる

　医師が発達障害の診断をするにも，心理療法士が発達障害の子どもに対し

て心理療法（行動療法）を行うにも，まず子どもの行動を観察することからはじめます。行動療法では，子どもの心の内部に入り込むのではなく，子どもの行動の上に現れる変化を観察しながら，さまざまな働きかけをしてゆきます。

　前述のように，教師も子どもの理解度や動機づけの程度を見極めながら，授業を進めてゆきます。

　もちろん教師は，発達障害の診断をすることが本務ではありません。しかし，発達障害の子どもの学校での行動を観察し，具体的にどのような場面に困難があるのか，そしてどのような心理的なストレスを感じているのか，一番よく見極めることができる立場にいます。何か障害があるから，医療機関を紹介する，という対応のしかたは，子どもを最後まで見つめようとしないことに起因していると思います。

　私の外来に，「何か障害があるから，医療機関にかかるように」といわれてくるお子さんが来た場合に，私は必ず，具体的にどんな点で困っているのか，そして，それに対してどのような工夫をしているのか，教師に尋ねることにしています。子どもの診断や，具体的な対応方法へのヒントは，すべて現場での子どもの行動の中にあるからです。

　現在，全国の小中学校の先生方が，校内委員会や特別支援教育コーディネーターなどの新しい機構や役割の狭間で，悩んでおられます。専門家との協力体制をつくり上げることも重要視されています。ともすると，発達障害という「診断名」に目を奪われてしまい，専門家まかせにしてしまい，学校で子どもを見つめるという一番基本的なステップを見失うことのないようにしたいものです。

文　献

American Psychiatric Association (1994): Quick reference to the diagnostic criteria from DSM-IV. 髙橋三郎他訳 (1995): 精神疾患の分類と診断の手引き．医学書院．

第13章　LD・ADHD・広汎性発達障害への医学的治療の現状

　はっきりとした遅れ（遅滞）は見られないし，運動能力の発達もとくに遅れてはいない。しかし保育園・幼稚園や学校で，集団に入っていけない，集団行動ができない。学校では授業に参加できなかったり，友人ができない。あるいは知的遅れはないのに，学習困難があり成績が上がらない。こうした子どもたちが，子ども全体の6％以上いることが，文部科学省の調査でわかり，それが公表されてしばらくたった。

　こうした子どもたちの行動特性の原因は複数あり，単一の疾患あるいは障害で代表できるものではないこと，しかしそうした子どもたちの大部分が発達障害と呼ばれる範疇に入ることが明らかになりつつある。

　こうした子どもたちは，その障害の種類や程度にかかわらず，家庭，学校，地域社会において適応障害を起こしている。これは子どもの側から言えば，生きにくさを毎日経験しているということができる。

　こうした発達障害の中核をなすのが，本章の主題である学習障害（LD），注意欠陥多動性障害（ADHD），そして高機能自閉症やアスペルガー症候群を含む広汎性発達障害である。こうした診断名あるいは障害名に実体はなく，それをつけることはレッテル貼りであり，障害をもつ子どもに対する差別を助長するという考え方がある。しかし，発達障害の実体がなにかという心理学的研究，医学的研究が進み，もはやそういった非難は当たっていないだけでなく，生きにくさを感じつつ自尊感情を低下させつつある子どもたちに対する効果的な介入を妨げることにさえつながりかねない。

　本章では，こうした生きにくさをもつ子どもたちに対してどのような医学

第 13 章　LD・ADHD・広汎性発達障害への医学的治療の現状

的な治療が行われているのか概説する。

LD への医学的治療

　LD は 1999 年に文部省が「学習障害とは，基本的には全般的な知的発達には遅れはないが，聞く，話す，読む，書く，計算するまたは，推論する能力のうち特定のものの習得と使用に著しい困難を示す様々な状態を示すものである」(文部省，1999) と定義している。

　しかし，社会性の獲得や空間認知に問題をもつ一群の子どもたちを非言語性学習障害と呼び LD の一部に含めたり，後述の ADHD を学習障害の一部とみなす考え方などがあり，分類が混乱した状態が続いている。非言語性学習障害は，現在ではアスペルガー症候群と同一ではないか，とする考えがしだいに支持されるようになってきている。また ADHD を学習障害の一部とみなす考え方は，ADHD についての医学的研究が進む現在，同様に支持されなくなってきている。

　アルファベットを使用する国では，LD の中心をなすのは，読字障害（失読症）と邦訳されるディスレキシア（dyslexia）である。ディスレキシアの頻度は調査によって異なるが，英語圏では全人口の 8％ にもなるといわれ，LD の大部分（80％）を占める。アルファベットの組み合わせが表す音を脳内で正しく再現することができないことが，ディスレキシアの原因であると考えられている。一つの文字が一つの発音を代表する仮名と，形態からは自動的に発音が想像できず記憶に頼るしかない漢字で書かれている日本語では，英語圏に比べディスレキシアの頻度は低いと考えられている。

　日本では LD に対する対応は教育的なものに限られており，現時点では医学的治療と呼べるものはない。英語圏では，文字があらわす語音に対する気づき（phonemic awareness）を増すためのカリキュラムが考案されており，市販のコンピューターソフトの開発もなされている。こうした矯正治療が，語音の理解を促進することが，脳の血流検査によって確認されている。

第２部　発達障害を理解する

ADHDの医学的治療

　ADHDは，発達障害の中で最も医学的研究が進んでいるものである。まだ結論はでていないが，脳内神経伝達物質であるドーパミンやノルアドレナリンの代謝が関与するとともに，とくに前頭葉のワーキングメモリーの機能障害が関与していると言われている。ADHDに対しては，環境刺激を調節する環境変容法，行動療法，そして薬物療法の三つが行われており，それぞれの効果も認められている。薬物療法は，発達障害に対する医学的治療の中でも，最も研究と実際の治療経験の豊富なものであり，その効果に対する評価も定まっている。

　メチルフェニデート（リタリン）は，薬物療法のスタンダードである。メチルフェニデートの服用によって，ADHDの中核症状である多動・衝動性，注意欠陥症状の改善が，80〜90％の小児で得られることが明らかになっている。アメリカでは全小学生の2.8％がリタリンを服用しているといわれ，ADHDの診断がつけば，薬物療法を行うのが普通である。メチルフェニデートは，神経細胞のドーパミントランスポーターに結合し，亢進しているトランスポーターの機能を抑制することによって，ドーパミンの効果を促進すると考えられている。またノルアドレナリンの効果を増やす働きもある。ただメチルフェニデートは血中半減期が短いため，服用して3〜4時間で効果がなくなる。そのために，午後の授業が長くなる小学校中学年以上は，朝と昼の2回服用する必要がある。容量は1回体重1kgあたり0.3mgで開始し，臨床効果を見ながら1mg／kgまで必要があれば増量する。副作用としては，頭痛，食欲不振，不眠，チックなどであるが，服用を中止しなくてはならないような重篤な副作用はほとんど知られていない。メチルフェニデートは日本では，うつ病，ナルコレプシーに保険適用があるが，ADHDにはなく保険適用外の使用になる。近年成人でメチルフェニデートへの精神的依存が報告され，社会的に関心を集めているが，親が服薬を管理する小児期では大量服用による依存は問題になっていない。

第13章　LD・ADHD・広汎性発達障害への医学的治療の現状

　ペモリン（ベタナミン）はリタリンより血中半減期の長い，同様の薬理効果をもつ薬剤であるが，過去に重篤な肝障害が報告されており，リタリンが使用できない例でまれに使用されるのみである。

　クロニジン（カタプレス）は，ノルアドレナリンの α2 とよばれるレセプターに結合して，ノルアドレナリンの放出を抑制する作用があり，通常降圧剤として使用されている。その作用機序には不明のところがあるが，単独であるいはメチルフェニデートと一緒に使用される。低血圧，眠気などの副作用があり，副作用によりリタリンが使えない場合などに使用される。

　アメリカでは，以上の3薬剤に加えてアデラール（デキストロアンフェタミン）も使用されリタリン同様の効果が得られているが，日本では使用できない。

　こうした薬物による治療によって，注意欠陥，多動・衝動性などの症状が軽快することは明らかになっているが，長期予後，特に自尊感情低下が関連していると考えられている行為障害の発生率の低下につながるような効果についてはまだわかっていない。また年少児（3〜5歳）への安全な投与が可能かどうかについてもデータがない。問題点としては，成人で報告されているような精神的依存が生じないかどうか，今後の経験の蓄積が待たれる。アメリカでは，リタリンが薬物濫用の原因となることはないと言われている。昼の服用については，アメリカでは学校看護師が薬剤を管理して服用させる方式が定着しているが，法制上の問題があり日本では今後の課題となろう。

広汎性発達障害の医学的治療

　ここでは，高機能自閉症ならびにアスペルガー症候群の医学的治療について述べる。LD同様に，広汎性発達障害自体に対する厳密な意味での医学的治療法は存在しない。しかし，広汎性発達障害の主症状や合併障害に対する薬物療法は一般的に行われている。

　近年開発された選択的セロトニン再取り込み阻害剤（SSRI）は，うつ病や強迫性障害の治療薬として脚光を浴びているが，広汎性発達障害における

こだわり行動や，うつ状態に対して使用され，一定の効果を上げている。フルボキサミン（デプロメール，ルボックス）やパロキセチン（パキシル）などの有効性が報告されている。また社会的な引きこもりなどの症状にも効果があり，今後広汎性発達障害の標準的な治療薬になる可能性がある。選択的セロトニン再取り込み阻害剤は，多幸感と関係する神経伝達物質であるセロトニンの再取り込みを行うセロトニントランスポーターと呼ばれる部位を阻害し，結果としてセロトニンのシナプスにおける濃度を上昇させる。セロトニンを介して働く神経細胞の機能障害が，広汎性発達障害の発症に関与しているという研究報告もあり，広汎性発達障害の基本的な病態に作用している可能性がある。感覚過敏症や攻撃性が目立つ子どもには，これも最近統合失調症などでよく使用される神経遮断剤であるリスペリドン（リスパダール）が有効である。かつては衝動性にはハロペリドール（セレネース）がよく使用されたが，さまざまな副作用があった。リスペリドンは眠気，体重増加以外に大きな副作用が報告されておらず，最近使用量が増加している薬剤である。

多動も広汎性発達障害の子どもによく見られる症状である。ADHDで使用されるメチルフェニデート（リタリン）は，広汎性発達障害の多動症状にも，ADHDほどではないが効果が期待できる。

自閉症の子どもの15～30％にてんかんの合併がみられることが知られているが，高機能自閉症でも，てんかんを合併することがある。抗てんかん剤でありながら，攻撃性などに対する効果もみられるカルバマゼピン（テグレトール）やバルプロ酸（デパケン，ハイセレニン，セレニカR）がよく使用されている。

睡眠障害も，広汎性発達障害にしばしば合併する。これについては，早寝早起きの習慣を強化しながら，睡眠リズム調節に影響を及ぼすメラトニン（日本では治療薬としては承認されていない）やl-dopaが使用され効果をあげている。

自閉症に対して近年ビタミンB_{12}大量療法や，十二指腸潰瘍の治療薬であるセクレチンに効果が認められたという報告があるが，いずれも少数例での

報告であり，厳密な比較対照試験で効果が確認されたものではない。

　これまで述べてきたように，発達障害への狭義の医学的治療の大部分は対症療法的な薬剤治療にとどまっている。それでも ADHD に対するメチルフェニデートや広汎性発達障害における選択的セロトニン再取り込み阻害剤などは，かなりそれらの障害の本質的な病態を修飾する治療といってよいかもしれない。医学的治療法が限られている背景には，発達障害の病態についての医学的な解明がまだ十分に行われていないという状況がある。しかし近年の分子遺伝学的研究や，脳画像検査などにより少しずつではあるがその病態が解明されつつある。将来は発達障害の子どもたちの生きにくさを軽減するためにより選択肢の多い医学的治療が可能になるだろう。

文　　献

文部省 (1999): 学習障害児に対する指導について（報告）.

第14章　自尊感情と子どもの発達
―― 気になる子どもとのかかわり方 ――

　皆さんこんにちは。ご紹介いただきました榊原です。小児科の医者をずっとやっておりまして，その中で子どもの神経の専門ということから，子どもの発達，そして今，発達障害のことを専門にしております。お茶の水女子大学に奉職しておりますけれども，病院の外来その他の場で子どもの臨床にもかかわっています。

　自尊感情と子どもの発達についてこれからお話していくわけですが，その自尊感情が小さいときからどう発達していくかということをお話するよりは，自尊感情がうまく育たない子どものほうから入って，自尊感情を中心に今の子どもたちの問題についてお話をさせていただきたいと思います。私は，お茶の水女子大学では大学院の他に，現職の保育士や幼稚園教諭対象の夕方の講座で教えさせていただいています。この講座に限らず講演会などでも，今子育てにかかわっている方々の中で，非常に気になる子どもたちがたくさんいてどうしたものかということがいつも話題になります。子どもたちというのは将来を担う人たちですし，そういう子どもたちがより良い子どもに育ってほしいと願うのはみんな一緒ですので，そういう軸に沿ってお話したいと思います。

　どういう子どもが気になる子どもかという定義はありませんが，いくつか共通点があります。知的には普通の範囲だろうと思われていても，うまく指示が伝わらない，個別に言うとわかるけれども集団の場所で指示を伝えてもついてこない，集団に入れない，集団の中でどのように動いていいかわからない，衝動的な行動，いわゆるキレやすい子どもたちが多くなった，目立つようになってきたという声もきかれます。基本的な生活習慣や社会的ルール

が身についていない。これは皆共通点がありますが，社会的なサインが理解できない，あるいはそれを発信することができない。こういう子どもたちが，どうも気になる子どもたちのようです。気になる子どもは昔からいたのですが，その中で最近使われるようになってきた言葉に，軽度発達障害という言葉があります。発達障害という言葉は，精神遅滞を主体とする，発達に問題が起こること全部を含めようということで30年ほど前につくられました。軽度発達障害というのは知的遅れよりも，社会的場面での行動がうまくできない子どもたちという意味で使われています。2003年に文部科学省が全国の小中学生，約45,000人を対象に，特別支援教育をするための調査をしました。この結果，ADHD（注意欠陥多動性障害）という，落ち着きがなく集中力がなく，時に衝動的になる子どもたちが約3～5％，LD（学習障害：知的には受け答えが普通なのに，一旦字を読んでもらうと非常にゆっくりしか読めない，あるいは文章を書くことができない，長い文章，特に推論があるような文章題になると途端にできなくなる，または計算ができない）の子どもたちが3％，PDD（広汎性発達障害）というのは，いわゆる自閉性障害のことで，対人的関係がうまくつくれないとか，ものへのこだわりなどがあり，言語遅滞の見られる自閉症と言語遅滞の見られないアスペルガー症候群がメインですが，こういう傾向にあるお子さんが1％くらいいるということがわかり，軽度発達障害という言葉がよく言われるようになりました。各障害の診断基準については，アメリカのDSM-IVがあります。

ADHD

　ADHDというのは，注意が持続しない，話しかけられた時にきいていない，最後まで指示をきかない，課題や活動を筋道立てて行うことができない，課題や活動に必要なものをなくす，刺激で気が散りやすい，日常の活動の中で物忘れをしやすい，じっとしていられない，けがが多い，こういう特徴が発達レベルに不相応に見られ，日常生活に支障をきたしている子どもたちです。発達障害全般にいえることですが，女児より男児に多く見られます。

第2部　発達障害を理解する

　ADHDが注目されるようになった理由は，DSM-IVによってその概念の整理がされてきたことの他に，薬物（主としてリタリン）治療の有効性と安全性の確立，非行や行為障害（家宅侵入，かっぱらい，人や動物への虐待，放火など）との関連性，他の合併障害（うつ，自閉症，学習障害，言語障害，事故など）との併存が多いことによります。カナダで2歳から7歳までの子ども12,000人を対象に3カ月ごとに行われたコホート（cohort：人口統計で同時期に出生した集団）調査によると，2歳の時点で7％の子どもにADHDの症状が現れていることがわかっています。これは民族による差はないと考えられています。また2歳で症状の出ている子どもたちは，適切な対応をしていけば学齢期には症状は治まるが，不適切な対応をすると，学校に上がるころには反抗挑戦性障害（校内でちょっとした暴力行為をしたりキレたりするような子），非行の一歩手前までいってしまうことがあることもわかってきました。

　幼稚園の先生の会などに行くと，私はよく二重におどかしています。一つは，今少子化でお子さんの数が少ないために比較のしようがなく，保護者の中にはわが子に少しぐらい落ち着きがなくても，子どもはこんなものだろうと思っていらっしゃる方がいます。ところが保育園や幼稚園の先生はたくさんのお子さんを見ていますから，頭の中にまあ2歳児というのはこういうものだ，3歳児4歳児というのはこういうものだというそれぞれの年齢の正常像というのが入っています。その中にポーンとはずれている子がいると，何の診断基準がなくても，あの子はちょっと違うということがわかるわけです。じつはADHDの子が最初に気づかれる場面は，幼児教育，保育などの集団の場面が多いのです。もう一つはそこでの対応のしかたで，その子のその後が変わってしまうので，保育者という仕事は責任が大きいのだということです。

　子どもはだれでも自分自身が褒められ，だれかから期待されているという感覚をもちたいと思っています。それをもてない子どもの行き着く先が行為障害です。今アメリカでは7％の子どもがADHDであり，その3分の1（全児童の2～3％）は非行に移行する可能性があると言われています（人口比

でいうと日本の約5倍)。非行をいかにくい止めるかが，教育の大きな課題になっています。そのためには自尊感情の発達の保証が重要です。自尊感情を高めるためにリタリンの投薬と行動療法が大きな柱になっています。アメリカの全小学生の3％は1980年代からリタリンを飲んでいます。日本では考えられませんが，学校の看護師が親から薬を預かり，生徒に服薬させています。リタリンで約9割の子どもの症状が軽くなり，多動などの症状が消えることがわかっています。またこの20年以上にわたる膨大な人体実験ともいえる服薬の結果，服用した時には食欲不振，不眠などの症状が現れることがありますが，子どもには精神的にも身体的にも依存性がないこともわかってきました。ただ，アメリカでたくさんの人が飲み始めてからまだ25年ほどで，その人たちが今後どうなるかはわかっていないので，注意は必要です。リタリンを飲んでいる子にきくと，周りが自分をどう見ているかが非常に気になり，気が疲れると言います。周りのことを気にしながら大人の期待に添ったことをする子が，評価が良くなるのがこの世の中の仕組みです。服用に反対する人もいます。薬で人工的によい子をつくるのはおかしいと。その通りだと思います。周りの大人が変わればいい。その通りです。でも大人の評価はなかなか変わらないのです。

　自尊感情を傷つけないためによく使われる行動療法はトークンエコノミーとタイムアウトです。トークンエコノミーとは，代用貨幣にあたる物を与えて，良い仕事や望ましい行動があったら褒めることによって好ましい行動を促すものです。これは自尊感情を育てるのに実にうまく考えられています。他人をいじめたりけんかをしたときに，決してガミガミ叱りません。「あなたは今お友達をいじめましたね。はい，マイナス50点」とそこでおしまいで，決して責めないのです。結果として本人の自尊感情を傷つけることはありません。本人に「お前はダメ」とは言いません。トークンでとらえてしまう。お金に代理をさせているわけです。これによって本人を責めることなしに，でも本人は結果として，自分のトークンが減ってしまう。これはつらいことですね。自尊感情をある程度保つにはよくできています。タイムアウトもそうです。好ましくない行動に対して行う懲罰的処置で，日本でいう「立っ

てなさい」にあたります。教室外の一定の場所に短時間隔離する。決して叱責は行わずに機械的にタイムアウトを命ずる。「はい，今あなたちょっとお友達をつっついたわね。5分間タイムアウトよ」それだけです。その代わり，5分間教室に入って来られない。本人は退屈な思いをするだけで，本人の中に自分が「何々君，あなた何て子！」と責められた記憶は残らないようにできています。このようにアメリカはADHDに対して薬と本人の自尊感情を良くする，この二つに向かっているように見えます。

　アメリカではこのようにしてADHDのことが一般に知れ渡っていますので，先生が気づいて保護者に連絡し，それをきいた保護者が「では専門医にかかりましょう」というように，大きな抵抗なく対処がされていきます。日本では，親の発達障害理解への支援や医師との連携など，いろいろ対策が取られるようになってきてはいますが，保護者に理解してもらうのはなかなか難しいです。幼稚園や学校の先生は，ADHDかなと気がついたら保護者に言うべきですが，言い方が問題です。具体的にどういうことで困っていて，何が問題になっているかを伝え，一緒に悩む姿勢を示す。そして専門家への相談を勧め，医者や臨床心理の人に入ってもらう。これが一番うまくいく方法です。本人に対する場合，年少児へは行動療法的アプローチが主体で，自分で我慢しなさいというのは効果がありません。年長児へはわかりやすく説明することも必要ですが，これには大人の体験談，教材などの精神療法的アプローチが考えられます。他の子どもにどう伝えたらいいか。これも難しい。子どもの年齢にもよりますが，子どもには診断名を言うよりは，ありのままを言ったほうがいい。一言で言えば，「何々ちゃんという子は，集中力が続かない子なのよ」これは事実です。「だからこうなのよ」とか「みんなで少し待ってあげようね」とか「何々ちゃんは何かあるとすぐカッとなっちゃう。これは本人が悪いんじゃなくてそういう子なの。あなただって特徴はあるでしょ。あの子はそういう特徴なのよ」と，その子の個性としてありのままに説明していく。最初から一人一人みんな違うのだという前提で，幼稚園のときから，何々ちゃんはこうなんだと，みんな同じじゃないのよということを言わなくちゃいけないと思います。しかし，日本には教育の機会の平等の原

則の他に，結果の平等の原則というのがあるんですね。つまりみんな同じところまで到達しようということを目標にしているんです。これは発達障害の子に対するときは対応しきれない。みんなと同じにできないわけですから。そこを変えなくてはいけない。教育の根本にかかわる課題ではないかと思います。他の子どもの保護者にどう伝えるか，これは難問中の難問です。現時点では言うべきではないと思います。

高機能自閉症とアスペルガー障害

次に子どもの社会性と発達障害のもう一つの課題である高機能自閉症とアスペルガー症候群についてお話したいと思います。

私たちは今，コホート研究として数百人の赤ちゃんを，1人あたり1時間くらいさまざまな心理テストをするということで，同じ子どもを4カ月，9カ月，1歳半と，ずっと追っています。赤ちゃんは，相手がどっちのほうを見ているかという視線を2～3カ月で理解します。表情の理解というのは5～6カ月で，そして他人の同定，その人がだれであるか，知っている人かどうか（人見知り）は8～9カ月で，できるようになります。人間の顔に書かれている大切な情報，視線と表情とその人がだれであるか，この三つは私たちが社会的活動をするとき，きわめて重要です。そういう私たちにとってきわめて重要なことを赤ちゃんは1歳までに学ぶ。そして4歳くらいになると，心の理論，他人と自分は考えていることが違うんだということに気がつきます。自閉症の子どもは，この心の理論の発達が非常に悪いということがわかっています。

自閉症の原因については，てんかん性の脳波異常が半数に見られるなどの理由で私たち医者は脳の疾患を考えてきました。一方でかなり長い間，愛着関係がうまくいかないためだという説が多くの人に信じられてきましたが，今ではほとんど支持されなくなりました。自閉症スペクトラムといって自閉症，高機能自閉症，アスペルガー症候群は同じ連続の中にあると考えられています。自閉症の特徴には言葉の遅れ，対人相互作用の障害（目と目で見つ

め合う，顔の表情，体の体勢，感情表現などを読み取り理解することができない），特定の物や事柄に対するこだわりがあります。アスペルガー症候群には言葉の遅れはありませんが，言葉は話していても使われ方がうまくいかない。この子どもたちは人の動作，表情，視線から，その人の意図を読み取ることが苦手です。人との距離もうまく取れない。言葉の比喩暗喩，お世辞などがわからないし，できない。新しい環境にもなじめない（遠足や教室の移動などでもパニックになります）。私たちは赤ちゃんのころから人の表情や視線を見て相手を理解するということを身につけてきます。それが身につかない。その結果対人関係ができなかったり，他人と共鳴したりできない。普通とは異なる物の見方，関心のもち方をする，これらは相手になる大人からすると，全然理解しようとしない，言うことをきかない，指示が通らない子ということになります。しかし，そういう子どもたちの思考のスタイルをこちらが理解し，私たちと同じ世界に住まなければならない彼らの不幸を理解してやらないと，対応ができないのです。

「大人にとっての」問題児

　普通学級に在籍する気になる子どもたち，あえて診断するとADHDとか，学習障害とか，高機能自閉症，アスペルガー症候群とか，こういう子どもたちが「軽度」発達障害と言われます。ADHDの子どもたちは集中できなかったり，落ち着きがなかったりということで常に叱責されているために自尊感情が非常に低いという特徴があります。高機能自閉症・アスペルガー症候群の子どもたちは他人の意図や場の雰囲気の理解が不得手なために，この世の中で周りに対応していくソーシャルスキルが非常に低いという特徴があります。今日はお話しませんでしたが学習障害は，決して知的に遅れてはいないけれども学習困難，成績が悪いという特徴があります。「軽度」というのは，通常学級にいる，つまり知的な遅れがないということで行政がリップサービスでつけた言葉です。英訳はないし，重度発達障害という言葉もない。決して障害の程度が軽度というわけではありません。こういう子どもたちは本

第 14 章　自尊感情と子どもの発達

人たちが非常に生きづらさを感じています。時には低い自尊感情と低いソーシャルスキルと学習困難が重なっている子もいます。ADHD の子どもたちは，躾が悪い，教師の言うことをきかない，反抗的だ，だらしがない，これらは行動パターンを見ればそう言わざるを得ない。しかし，本人が意図的に，故意にやっているわけではない。高機能自閉症，アスペルガー症候群の子はルールを無視する。周りからはそう見えますが，無視はしていません。わかっていて従わないことを無視と言います。この子たちはわからないんです。結果は同じですが，無視はしていません。わかったらルールを守る子たちです。何を考えているかわからない。それはこちらが何を考えているか理解するスキルをもっていないからです。どんな自閉症の子でも，言葉がない子でも，ずっと見ていればその子の特徴的な行動の意味はわかってきます。その子の中にあるロジックが私たちとは違うだけです。学習障害の場合は，学習する気がない，怠けていると言われます。しかし，たとえば読字障害，字を読むことができない子は何度繰り返し練習してもだめです。算数障害，これは少ないですが，その子どもは百枡計算をやろうが何をしようが計算がうまくできません。そういうことを理解してあげることが大切です。急に変な行動をする。そうではないんです。理由はあるけれども，私たちにわからないだけです。他人に迷惑をかけている。たしかに迷惑かもしれません。しかしわざとしているわけではないので，本人自身も困難を感じているのです。ここを理解しないといけない。気になる子どもの中にはこういう子がいるということを，私たちが理解することが必要です。問題児とか問題行動と，私もわかりやすくするために使っていますが，「私たち大人にとって」問題児ということで使っています。

自尊感情の涵養を

　すべての気になる子どもの説明がつくわけではありませんが，気になる子どものかなりの部分が生得的要素をもっている可能性があるということでお話してきました。私はコホート健診の中で，2 歳半の子に，「しっぽ課題」

というのをしています。これは言語能力とコミュニケーション力を見るために体の各部位，手とか口とか目とかをきいていくのですが，その最後に「しっぽは？」ときます。その時にかなりの子どもは親や周りを見てニヤッと笑って，これをユーモアと理解します。アスペルガー症候群の子どもは，なぜそんなことをきくのかと考えることなしに，即座に「ない」と答えます。2歳半の子どもでも，私たちが思うよりもずっと周りの視線，自分がどう思われているかを（もっと言えば自尊感情につながることですが）感じていると言えます。自閉性障害や，アスペルガー症候群の子どもは他人の出すサインを読めずに自尊感情が壊れていくことがあるのです。自尊感情というのは，発達障害の子に限らず，すべての子どもにとって大切です。自分はどこかで誰かの役に立っているんだという気持ちをもたせてあげる，小さい子どもの時には，母子愛着関係が大切ですが，5歳6歳，10歳になった子どもには，もう少し広い意味での自尊感情が保証されることが，その子どもの心の安寧につながるのではないでしょうか。その辺をどのようにサポートするかが重要だと思います。

第15章　自閉症児の言葉

自閉症の存在空間

　自閉症という診断名をきいたことのない人はまずいないだろう。また，典型的な自閉症の子どもと接したことのある人も少なくないと思う。しかし，自閉症の子どもと大人が示すきわめて幅広い臨床的なスペクトラムについて，正確に記述することのできる人は数少ない。

　なぜ，自閉症は記述するのが難しいのであろうか。現代の医療や社会でこれほど大きな関心をもたれている疾患でありながら，その存在について初めて分析的な記載がされたのが，まだ50年ほど前の1943年であるということも，この自閉症という疾患の難しさを物語っていると思う。

　仮に火星人がいたとして，この地球に降り立って，私たち人間についての調査を始めるという仮想のプロットを想定してみよう。ある火星人チームの任務は，人間の疾患を調査することであったとする。肺炎，糖尿病，高血圧，てんかんなどの疾患については，それぞれ血液データ（肺炎，糖尿病），画像データ（肺炎，てんかん），生理学的検査データ（高血圧，てんかん）によって，病気の特性を記述することによって，それら人間の病気を理解し，火星の本部に報告することが可能である。しかし，統合失調症や自閉症は，血液データや画像データでは何も異常所見は見当たらない。行動の様子を記録しても，その特性は火星人には他の人間との差異がまったくわからないに違いない。なぜなら自閉症は，人と人の間（間人間：かんじんかん）に存在する疾患であるからであり，間人間に存在する形の見えない反応のルールを熟知していなければ理解できない疾患であるからである。

だれも人がいない森の中で木が倒れるときに音がするのか，という有名な命題がある。音は空気の振動だから，当然木が倒れれば人がいようがいまいが音がする，というのが，常識的な正解であろう。しかし音を「人に認知された空気の振動」と定義すれば，人がいなければ音はしていない，というのも正解になるはずである。つまり，音がするかしないかは，人との関係の中で定義されることなのである。

　自閉症についても，同様のことが言える。やや乱暴であるが，自閉症は複数の人間のいる空間（社会）で顕在化するが，たった一人で生活している人間には自閉症はない，と言うこともできるかもしれない。

　火星人のたとえや，森の中で倒れる木と音，のたとえは唐突に思われるかもしれないが，こうしたたとえをもち出したのには，正当な理由がある。

　自閉症者の精神的内面について著作とさかんな講演活動を行い，自閉症の本態解明に多くの貢献をした自閉症者であるテンプル・グランディン Grandin, T. について，神経科医兼作家のオリバー・サックス Sacks, O. が書いた『火星の人類学者』（Sacks＝吉田訳，2001）という本がある。書名を『火星の人類学者』とした理由が本書の中に語られている。コロラド大学の助教授でもあるグランディンが，自分のことを「火星人の生態について調査している（人間の）人類学者のようだ」と語っているのである。グランディンは，他人の表情や言葉の語り口から，その他人の真の意図が読めない。だから他人の間にいると，自分がその考え方や生態がまったく未知である火星人について調査を行っている（人間の）人類学者になったような気分になった，と言っているのである。グランディンから見れば，私たち大多数の非自閉症者の行動や考え方こそ理解できないのである。自閉症児（者）は非自閉症児（者）よりずっと少数であるために，疾患であると見なされているが，自閉症児（者）から見れば，私たち大多数の非自閉症者が，疾患をもっていることになる。自閉症が間人間に存在する疾患であるゆえんである。

第15章　自閉症児の言葉

自閉症の定義

　自閉症は，1943年にアメリカのレオ・カナー Kanner, L. によって初めて報告された。カナーは11名の言語発達と対人的なコミュニケーションに障害のある子どもについて記載し，その行動特性から，精神医学でもっぱら統合失調の特性を表すためにすでに使用されていた形容詞である「自閉的」（Autistic）から転用して自閉症（Autism）という疾患名を提案した。

　自閉症の最も顕著な特徴は，言語発達の著明な遅れあるいは，言語発達が見られないことである。通常言語理解，言語表出ともに著明な遅れが見られるために，自閉症児が医療機関を受診する最多の理由は，言葉が出てこない（言語発達遅滞）ことである。定常の言語発達の里程標（マイルストーン）についてはここでは省略するが，2歳過ぎになっても有意語の表出がないことで，保護者や発達健診のスタッフによって気づかれることが多い。

　言語遅滞が診断のきっかけとなることもあり，自閉症イコール言語発達の障害，という認識のされ方をした時期がある。言語中枢が左大脳半球にあることから，自閉症は左大脳半球の疾患であるといった疾病モデルも提案された。しかし，次に述べる自閉症の診断基準にも明白に書かれているように，言語遅滞は自閉症の中核的症状でありながら，会話が可能な人もいるのである。しかし（と，しかしを2回使って二重否定をせざるを得ないのであるが），自閉症児（者）の会話は，非自閉症児（者）とは大きく質的に異なっていることを，最後に詳しく述べなくてはいけない。

　自閉症の最大の症状は，言語遅滞ではなく，対人的な相互作用の障害である。言語的コミュニケーションが可能になる（会話ができる）人もいる，ということからも，言語的コミュニケーションの障害が「最大」の症状ではないことは明らかである。

　対人的な相互作用を円滑に行うためには，他人の視線，表情，体勢を読み取る必要がある。自閉症児（者）は，非自閉症児（者）が，乳児期から自然に身につける，上記の能力を十分に身につけることができない。会話が可能

となる自閉症児（者）では、言語的な情報伝達機能には発達が見られるにもかかわらず、非言語的な手段による感情の授受に障害が見られる。非自閉症児（者）は、対人的相互作用を円滑に行うための、非言語的なサイン（キュー）を認知し、また自分自身も発信しているが、自閉症児（者）はそれがうまくできない。非言語的なサインは、視線、表情、そして体勢によって授受されるが、対人的な相互作用には言語も媒体となる。言語は、そのテキストが含む情報を伝えるだけでなく、さまざまな語用論によって「言外」に話し手の情動を伝えている。会話ができる自閉症児（者）は、テキスト情報の伝達には熟達しているが、語用論（pragmatics）によって媒介される話し手の感情や意思を理解すること、そして語用論の応用によって自分の意思や感情を相手に伝えることが困難なのである。こうした点については、本章の最後で説明する。

　上記の自閉症中核症状の二つは、非自閉症児（者）には見られる機能の発達が十分に見られないといういわば陰性（マイナス）症状であった。自閉症の中核症状の第3番目のものは、上記の二つと異なり、非自閉症児（者）には見られない、特定のものや、場所、行為への強い関心（執着）である。このような陽性（プラス）症状は、自閉症の症状の中でも、最も理解しにくい部分である。

　自閉症の陰性症状は、非自閉症児（者）の脳機能の欠損状態と解釈することによって、欠損モデル（ある特定の脳機能の欠損）などを想定しやすい。しかし、こだわり行動や、常同的な行動などのモデルは想定が困難である。

　このような自閉症の三つの中核症状を軸に策定されたのが、表15-1に示したアメリカ精神医学会が提案した診断基準である。

自閉症の診断

　私たち臨床の医師は、自閉症の診断をどのように行うのだろうか。冒頭で説明したように、血液検査、脳波、脳画像検査、遺伝子検索などどんな臨床検査を行っても、自閉症児（者）を確定診断することはできない。自閉症児

第15章 自閉症児の言葉

表 15-1　自閉症の診断基準（DSM-Ⅳ）

A．以下のうち，少なくとも2つ以上により示される，対人的な相互作用（or 対人相互作用）における質的な障害。
・目と目で見つめ合うこと，顔の表情，体の姿勢，感情表現などを，読み取り理解する非言語性行動がきわめて困難。
・発達の水準に相応した友人・仲間をつくることができない。
・喜び，興味，成果を他人と共有することを自発的に求めない。
・対人的あるいは情緒的相互性の欠如。

B．以下のうち少なくとも1つによって示される意思伝達の質的障害。
・話し言葉の発達の遅れまたは完全な欠如（身振りや物まねのような代わりの意思伝達の仕方により補おうという努力を伴わない）。
・十分会話のある者では，他人と会話を開始し継続する能力の著明な障害。
・常同的で反復的な言語の使用又は独特な言語。
・発達水準に相応した，変化に富んだ自発的なごっこ遊びや社会性を伴った物まね遊びの欠如。

C．行動，興味及び活動の限定され，反復的で常同的な様式で以下の少なくとも1つによって明らかになる。
・強度又は対象において異常なほど，常同的で限定された型の，1つまたはいくつかの興味にだけ熱中すること。
・特定の，機能的でない習慣や儀式にかたくなにこだわるのが明らかである。
・常同的で反復的な衒奇的運動。
・物体の一部に持続的に熱中する。

に脳波検査を行う医師は多いが，それは脳波所見が自閉症の診断に必要だからではなく，自閉症児の15％前後がてんかんを合併し，過半数でてんかん性の脳波異常が見出されるからに過ぎない。脳波から自閉症の診断はできないのである。

　では，私たちは前述の診断基準に当てはめながら確定診断を行うのだろうか。私を含めて大部分の自閉症を診る医師は，診断基準を使って診断することは少ない。診断基準はむしろ後から診断を確認したり，あるいは報告書に記載するときの証拠として利用することが多いのである。

ではどのように自閉症の診断を行うのだろうか。

冒頭で,火星人には自閉症の診断はできないだろう,と書いた。なぜなら,火星人には,非自閉症者同士の視線や表情あるいは動作を媒介にした相互作用が理解できないからだ。一方火星人ではない私たち人間は,特別な訓練を受けなくても,他人の表情や動作から,他人の意図や感情を知ることができる。私たちはこうした他人の視線,表情,体勢の意味を知る能力を,乳児期から無意識のうちに学習してゆく。視線認知が一番早く生後数カ月で可能になり,表情の認知は5～6か月で獲得される。他人の視線を追尾し,表情に反応することができるから,乳児は親の視線の先を追視し,あやすと笑うのである。

こうした他人の表情や体勢から,その人の心の動きを判断するときに活発に活動する脳部位が右の上側頭回にあることは,多数の研究者によって明らかにされている。

他人の体の動き(目,口,顔,手足)を見るときに活動する脳部位がだれでも同じであることは,人の脳に「他人の体の動き」を理解するための神経回路が生得的に存在していることを示唆している。自閉症児(者)では,他人の顔を見たときに,上側頭回の同部位の活動が非自閉症児(者)に比べて低いことが報告されている。

さて本題に戻りたい。私たち臨床の医師は,自分たちの他人の視線や表情,体の動きを敏感に理解する能力を使って,目の前にいる子どもの視線,表情,体勢を見るだけで,典型的な自閉症児(者)の診断をすることが可能なのである。診察室に入るときの行動,表情,知らない他人(つまり私たち)に会ったときの子どもの視線や表情,そしてこちらからの働きかけ(名前を呼ぶ,年齢をきく,簡単な質問をするなど)に対する子どもの視線の動きや表情,体の動きなどから診断を行っているのである。

私たちは,間人間に起こる反応にきわめて敏感であり,その微細な変化から相手の心の動きを察知することができる。非自閉症児(者)なら当然予想される,視線,表情,体勢,身のこなしなどが生起しないことが,まず自閉症を疑うための必要条件になる。もちろん問診で保護者などからさまざまな

行動特性についての情報を収集し診断の十分条件とするのであるが，自閉症であるかどうかは，前者だけでほとんどの場合判断できるのである．

自閉症児の言葉

　自閉症には 70 〜 80％という高い割合で精神遅滞が合併する．逆の言い方をすると，20％の自閉症児（者）は，精神遅滞はなく，初期には言語遅滞が認められるが，そのうちに言語を獲得し，会話が可能となる．言語によるコミュニケーションの障害は，自閉症の核心的な症状であると思われているが，会話が可能になる自閉症児（者）がいるという事実は，自閉症が一時的な言語使用能力の障害ではないことを示唆している．

　精神遅滞がなく，言語によるコミュニケーションが可能な自閉症を高機能自閉症と呼ぶが，この高機能自閉症とオーバーラップするアスペルガー症候群の診断には，彼らが使用する言語の語用論（pragmatics）の特徴がきわめて有用であることが知られている．(脚注)

　当初，自閉症は言語の理解と使用にかかわる障害であると見なされていたが，音韻，統語，形態については大きな障害がないことが明らかになった．しかし高機能自閉症（広汎性発達障害）児（者）における語用障害については，アスペルガー症候群がウィング Wing, L. によって「再発見」された 1980 年代から注目されていた．高機能自閉症における語用障害については，大井によってその概要がまとめられているが，その大部分は，会話のター

（脚注）アスペルガー症候群は，1944 年（自閉症がカナーによって報告された翌年）にオーストリアの小児科医ハンス・アスペルガーによって初めて報告された障害である．診断基準（DSM-Ⅳなど）では，自閉症の診断基準から，言語遅滞を取ったもの，と規定されているが，それに満足する臨床家は少ない．精神遅滞を伴わず，言語使用が可能になる自閉症児（者）が約 20％おり，高機能自閉症児（者）と呼ばれている．アスペルガー症候群は，高機能自閉症のうち精神発達が平均（IQ 100）以上のものに該当するという考え方がある一方，知能ではなく特異な行動特性（こだわりなど）が少ないものをアスペルガー症候群とする，とする見方をする専門家もいる．近年の脳画像研究では，高機能自閉症とアスペルガー症候群の間に本質的な差異はないことを示唆するものがある．

ンテーキング，衒学的（げんがくてき）な話し方，人称代名詞の使用の障害，皮肉や反語の理解の障害などの会話のテキストにかかわる語用の障害である（大井，2006）。韻律（prosody）の乏しさについてはバルタクス Baltaxe, C. A. らによる英語圏の自閉症児の1次アクセント（強勢）の場所が，非自閉症児と異なっているという報告や（Baltaxe & Guthrie, 1987），抑揚（intonation）のパターンが，非自閉症児（者）と高機能自閉症児（者）とでは異なるという報告がなされている（Fine, Bartolucci, Ginsberg, et al., 1991）。言葉の出ている子どもの自閉症の診断に際して，私たち臨床家がしばしば頼りにするのが，自閉症児の言語に特有の韻律である。特に幼少児には，高機能自閉症の成人に見られるような複雑な語用障害を診断の補助にすることはできない。短い単純な文章を聴取することだけで，韻律の特徴をききとり，（高機能）自閉症の診断の一助となることは多い。

　自閉症児（者）の韻律は，その典型的な例を実際にきけば，だれでもそれが非自閉症児（者）の韻律とは異なることを判断できる。しかし，その特徴を記述することは困難である。これは，楽曲を言語的に記述することができないのと同じことである。「単調」「コンピュータ言語様」「平坦」など，さまざまな形容詞が使われるが，現在のところ一番適切な形容は「自閉症に特有な」というしかない状態である。

　自閉症児（者）の言語の韻律の形成障害は，その背景に韻律の認知障害があることを示している。最近，ワン Wang, A. T. らは，韻律を強調した短い風刺（irony）的内容の物語と，韻律を弱めた同じ物語を，（高機能）自閉症児と非自閉症児にきいてもらい，機能的 MRI の差を検討した（2006）。自閉症児の風刺の理解は，非自閉症児より劣っていたが，fMRI では右下前頭回の血流増加率は，非自閉症児群よりも有意に大きかった。同部位は非自閉症児においても，風刺理解時に活性化される部分であり，自閉症児は非自閉症児に比べてより大きな努力（注意）を払って，風刺理解を行っていることが明らかになった。さらに，自閉症児と非自閉症児の下前頭回の活動の差は，テキスト理解パラダイム（弱めた韻律）よりも，韻律理解パラダイム（強調した韻律）において大きかった。同じタスクを行うのにより強い脳活動が必

要であるということは,逆にその部位の脳活動の効率が低下していることを示している。特記すべきことは,自閉症児では,前述の表情や体勢認知の中枢である両側の上側頭回においても,有意な活動の増加が見られたことである。

ワンの研究結果からは,自閉症児(者)に言語の韻律認知障害があることを疑わせるが,音楽の認知については自閉症児(者)で優れた能力(サバン症候群)を示す者がいることが知られている。また,絶対音感の保持者は,自閉症児(者)に多いことなども知られており,一般的なイントネーションの認知能力だけでは説明がつかない。先天性の失音楽症(amusia)によって音感がまったくないにもかかわらず,言語の韻律は正常だったという報告もあり,音楽と言語ではその音響的な性質について脳内の担当部位が異なっていることが示唆される。今後,脳科学的手法によって,まだ十分に解明されていない自閉症児の語用障害についての知見が深まることが期待される。

文　献

American Psychiatric Association (1994): Quick reference to the diagnostic criteria from DSM-Ⅳ. 髙橋三郎他訳 (1995): DSM-IV　精神疾患の分類と診断の手引き. 医学書院.

Baltaxe, C. A. & Guthrie, D. (1987): The use of primary sentence stress by normal, aphasic, and autistic children. J. Autism Dev. Disord., 17, 255-271.

Fine, J., Bartolucci, G., Ginsberg, G., & Szatmari, P. (1991): The use of intonation to communicate in pervasive developmental disorders. J. Child Psychol. Psychiatr., 32, 771-782.

大井　学 (2006): 高機能広汎性発達障害にともなう語用障害. コミュニケーション障害学, 23, 87-104.

Puce, A. & Perrett, D. (2003): Electrophysiology and brain imaging of biological motions. Philos. Trans. R. Soc. Lond. B Biomed. Sci., 358, 435-445.

Sacks, O. W.（吉田利子訳）(2001): 火星の人類学者. 早川書房.

Wang, A. T., Lee, S. S., Sigman, M., & Dapretto, M. (2006): Neural basis of irony comprehension in children with autism: The role of prosody and context. Brain, 129, 932-943.

第16章　アスペルガー症候群と学習障害

アスペルガー症候群とは

　1944年オーストリアの小児科医アスペルガーAsperger, H.が4名の特異な心理，行動特性を示す男児について報告した。4人に共通する特徴は，言葉の遅れや運動能力に大きな障害はないが，社会的適応力が著しく障害されており突然友人に攻撃的になったり，集団場面で理解できない行動をとったりして友人とうまくかかわることができないということだった。また，関心や興味が狭く偏っており，特定のものや行動，場所へのこだわりも強くみられた。また表情表出が乏しく，他人と視線をかわすこともあまりしないなどの特徴も共通していた。言葉の発達の遅れは表面的にはないが，言い回しが単調であったり，暗喩や比喩の理解が困難で，文意の表面的な理解にとどまる傾向があった。

　前年に同じくオーストリア人でアメリカにわたったカナーKanner, L.が，自閉症について報告を行い世界的な注目を集めていたが，ドイツ語で発表されたアスペルガーの論文は1981年に英語圏で再発見されるまであまり注目されてこなかった。

　言語発達の遅れ，特定のものや行動へのこだわり，そして表情や動作などを介した非言語性のコミュニケーションの障害の三つを大きな臨床症状とする自閉症と異なり，言語発達の遅れがないことから，自閉症との異同について論議があるが，アメリカ精神医学会の精神疾患の診断基準であるDSM-Ⅳでは，自閉症とともに広汎性発達障害（Pervasive Developmental Disorders：PDD）の一つとして分類されている。

第16章　アスペルガー症候群と学習障害

表16-1　アスペルガー症候群の診断基準（DSM-Ⅳ）

A．以下のうち，少なくとも2つ以上により示される，対人的な相互作用（or 対人相互作用）における質的な障害。
・目と目で見つめ合うこと，顔の表情，体の姿勢，感情表現などを，読み取り理解する非言語性行動がきわめて困難。
・友人・仲間をつくることにおける困難。
・喜び，興味，成果を他人と共有することを自発的に求めない。
・対人的あるいは情緒的相互性の欠如。

B．行動，興味，活動のパターンが，限定され反復性で型にはまっている。以下の1つ以上がみられる。
・その強さや対象が異常なほど，1つかまたは複数の限定された興味だけに熱中している。
・特定の機能的でない習慣や儀式に，かたくなにこだわっているようにみえる。
・型にはまった反復性の動きの癖（例えば，手や指をヒラヒラさせる，ねじる，あるいは複雑な全身の運動）。
・物事や物体の一部に過剰な関心をもつ。

C．この障害が社会生活，職業生活，または他の重要な領域において，臨床的に顕著な障害を引き起こす。

D．言語については，臨床的に顕著な遅れはみられない（たとえば，2歳までに単語を用い，3歳までに句を用いて意思疎通を行なう）。

1．診断基準

診断基準（DSM-Ⅳ）を表16-1に示す。

この診断基準は，自閉症の診断基準から言語遅滞をのぞいたものとほぼ同じである。自閉症では70〜80％にさまざまな程度の精神遅滞を伴うが，アスペルガー症候群は精神遅滞を伴わない。精神遅滞を伴わない自閉症とアスペルガー症候群は別のものとする考え方もあるが，現在では高機能自閉症とアスペルガー症候群は，幼少時の言語遅滞の有無という点で異なるが，ほぼ同じものであるという考え方が優勢である。

診断基準上は，アスペルガー症候群には言語発達の遅れはないが，実際に

はアスペルガーの最初の報告にもあるように、文章や話し言葉の背後にある語り手（書き手）の感情や、暗喩、比喩を理解することが困難である。社会的な場の雰囲気を感知したり、暗黙のルールを了解することは不得手であるが、明文化されたルールなどはむしろかたくなに守る傾向がある。

アスペルガー症候群が近年注目されている理由の一つは、その発生頻度が当初考えられたより高いことである。青少年の150人に1人と推定されており、通常学級に在学することが多く、文部科学省の特別支援教育の対象となっている。

2．原　因

その原因はいまだ不明であるが、家族性があることから、多因子遺伝がその背景にあることが想定されている。最近の脳画像検査によって、アスペルガー症候群の小児や成人では、顔や表情認知を司るとされる右側頭葉の紡錘回の機能低下が認められることが多く、顔や表情認知の発達障害がその基礎にあることが推定されている。

3．治　療

生活に支障を来すような強いこだわりや、感覚過敏症に対して、選択的セロトニン受容体阻害剤などを使用することがあるが、精神療法と生活指導が治療の中心である。

学習障害

学習障害は、文部省（当時）によれば、次のように定義される。

「学習障害とは、基本的には全般的な知的発達には遅れはないが、聞く、話す、読む、書く、計算するまたは、推論する能力のうち特定のものの習得と使用に著しい困難を示すさまざまな状態を示すものである」（文部省、1999）

アルファベットを使用する文化圏では、学習障害の中核をなしているのが、

文章の読みに困難を来す「読字障害」(ディスレキシア)であり，DSM-Ⅳでは学習障害として，ディスレキシアと書字障害，算数障害も加えている。英語圏ではディスレキシアの頻度は人口の7～8％になるという調査結果もある。

ディスレキシアでは視覚情報として脳内に入った文字から，まずその音素 (phoneme) が理解され，それが意味につながるが，ディスレキシアではその過程に障害があるという考え方が広く支持されている。しかし言語構造が異なり，漢字仮名まじりで文章を表現する日本語ではディスレキシアは少ないといわれている。既出の文部省の定義からわかるように，定義の幅が広く調査が難しく，信頼できる疫学的データはない。

1．学習障害の症状

DSM-Ⅳに示されている狭義の学習障害の症状は，知的レベルでは説明できない読字，書字あるいは算数計算における著しい能力の低下である。言語性知能と非言語性知能を分けて測定するWISCなどの知能検査において，言語性知能が非言語性知能に比べて30％以上低スコアを示すことも学習障害を疑う所見であるとされている。

算数障害は，通常は読字障害や書字障害のある小児に併存するのではなく，独立して存在する頻度の低い学習障害である。基数と序数といった数の基本的性質の理解や，分数の理解などに著しい困難を示す。空間認知の障害を合併することもある。

2．原因

原因は不明であるが，ディスレキシアでは脳内の文字情報の処理過程に障害があることが明らかになってきている。現在のところ医学的な意味での治療はない。

高機能自閉症およびアスペルガー症候群，学習障害と注意欠陥多動性障害の三つをあわせるとその頻度は子ども全体の6パーセント以上になることが明らかになった。しかし，アスペルガー症候群や学習障害の子どもたちのた

めにどのような支援ができるのか,まだ暗中模索の状態が続いている。医学的にその病態を明らかにすることは,より効果的な支援を可能にするために最も重要な課題である。

文　　献

American Psychiatric Association (1994): Quick reference to the diagnostic criteria from DSM-Ⅳ. 高橋三郎他訳 (1995): DSM-IV　精神疾患の分類と診断の手引き. 医学書院.

文部省 (1999): 学習障害児に対する指導について（報告）.

第17章　アスペルガー症候群と非言語性LD

疾病分類学・ノゾロジー（nosology）

　本論に入る前に，ノゾロジーに内包される問題点について，触れておきたい。

　ノゾロジーは，疾患ないしは疾病分類学と邦訳される。私たち臨床の医師が，診断と治療を行うときの原則は，その患者さんの持つ疾患の診断をし，その疾患の標準的な治療を行うことである。肺炎，肝炎といった診断をつけるためには，その疾患概念を構成する症状や，検査データあるいは病理検査の結果を適切に解釈し，診断に到達する必要がある。診断は一つとは限らないし，明らかな診断（確定診断）にたどり着かないまま，治療を行わなければならないこともあるが，むしろそれは例外である。

　診断（名）は，臨床医学のもっとも基礎的な概念であり，それが不明確であれば，治療の効果に直接大きな影響がでることになる。診断名は，疾病全体を表現するいわば顔であるといえる。

　診断名の中には，近代医学始まって以来現在に至るまで，診断名が代表する病態との関係が一度も揺るがずに使われてきた確固としたものがある。心筋梗塞や脳腫瘍，肺炎，肝炎といった診断は，細かな変遷はあるものの，昔と今でもほとんど変わらない。

　しかし，診断名の中には，医学の進歩とともに変化したり，新しく生まれてきたものがある。後天性免疫不全症候群（エイズ）や川崎病や福山型筋ジストロフィーは，この50年の間に新しく生まれた診断名である。

　こうした新しい診断名の来歴は一通りではない。エイズは，感染性が変化

第2部　発達障害を理解する

したサルのウイルスが近年になって人に感染するようになったと考えられている疾患であり，昔は存在しなかった。川崎病は，日本の川崎富作氏が，それまでの薬剤アレルギーの重症型などと紛らわしいが，心筋梗塞などの独特の症状を呈する乳幼児期の疾患として発見したものである。昔から存在したかどうかは明らかではない。福山型筋ジストロフィーは，川崎氏と同じく小児科医の福山幸夫氏が，生まれたときから筋力の弱い乳児たちの中に，痙攣などの症状を伴う一群があることを見出し，一つの独立疾患として位置づけ命名された。原因についていろいろな研究が行われた結果，遠い昔にある一人の患者さんに生じた遺伝子異常が，世代を経て伝わったことが明らかになった。つまり，診断名が作られるずっと以前から，気がつかれずに存在していたのである。

　さらに，もう一つ例をあげたい。それはメタボリック・シンドロームである。日本語に直訳すると，代謝症候群となるこの疾患概念は，ここ数年の間に新しく提案され次第に定着してきたものである。メタボリック・シンドロームの「症状」とは，

1）ウエスト（腹囲）が男性で102cm以上（日本人では85cm以上），女性で88cm以上（日本人では90cm以上）
2）中性脂肪が150mg/dl以上
3）HDLコレステロールが男性で40mg/dl未満，女性で50mg/dl未満
4）血圧が最大血圧で130mmHg以上または最小血圧で85mmHg以上
5）空腹時血糖値が110mg/dl以上

とまとめることができる。

　すぐにわかるように，メタボリック・シンドロームは，すでに存在していたいくつかの疾患（高血圧，高脂血症，肥満）を組み合わせたものである。わざわざそのようなことをした理由は，こうした症状の組み合わせがある人は，統計的に有意に高頻度で，心筋梗塞や脳梗塞になりやすいという疫学的事実があるからである。

第17章　アスペルガー症候群と非言語性ＬＤ

メタボリック・シンドロームのような新しく既成の診断名を組み合わせた診断名の出現によって，同一の病態に対して，二つ以上の診断名がつくことになることに注目したい。高血圧とメタボリック・シンドロームは同一個人に診断名としてつけることが可能であるが，内容が重複しているのである。

アスペルガー症候群と非言語性学習障害のノゾロジー

　アスペルガー症候群と非言語性学習障害というテーマの本論の目的は，二つの問いに集約されるだろう。一つは，この二つの疾患（ないし障害）名は同じものを指し示しているのか，それとも異なった病態を示しているのか，という問いである。もちろん，この問いには，イエス，ノー以外の回答も存在する。それは，一群の共通の症状を有するが，異質の（heterogenous）複数の疾患の集まりを，一部の症状の相違点を境に二つに分けられた二群に対して診断名がつけられた，という回答である。

　もう一つの問いは，もしこの二つの診断名がそれぞれ代表する疾患（ないしは障害）が同じ実体であるとしたら，どちらが「正当な」診断名であろうか，という問いである。

　例としてあげた川崎病には，その疾患としての独立性と命名をめぐった来歴がある。川崎氏が，川崎病を新しい疾病概念として発表したときに，多くの小児医学の権威が示した反応は，それが新しい概念ではなく，薬物などによる激しいアレルギー反応のひとつ（Stevens-Johnson症候群）であろう，という冷ややかな態度であった。しかし，症例報告が相次いでなされる中で，川崎氏の主張が正しいことが少しずつ認められ現在にいたっているのである。高熱と，皮膚の発疹，手指の先のむくみと皮膚の落屑，そして心臓の冠状動脈の梗塞を高頻度に伴う川崎病は，多数の研究者の原因の究明に向けての努力にもかかわらずまだ原因がわかっていないが，独立した疾患として世界中で認められるようになったのである。

　アスペルガー症候群は，アメリカでレオ・カナー Kanner, L. が小児自閉症についての11例の症例報告をした1943年の翌年に，ウィーン大学小児

科学教授のアスペルガー Asperger, H. が 4 名の独特の社会性の障害をもつ男児について報告を行ったことによって世に知られるようになった。アスペルガーはこの 4 人の病態に対して，自閉的精神疾患（Autistischen Psychopathen）という診断名をつけていた。カナーもアスペルガー同様オーストリア人であるが，ジョンスホプキンス大学におり，英語論文で発表したのに対し，アスペルガーは敗戦国であったドイツ（オーストリア）で，ドイツ語で発表したために，戦後の医学をリードしていたアメリカやイギリスでは，1981 年にローナ・ウィング Wing, L. によって再発見されるまで，ドイツや日本の一部で知られているのみであった。

学習障害（LD）は，1960 年代にアメリカで，知的な遅れはないが，学習上さまざまな困難を示す子どもたちに対してつけられたものである。その中核群は，ディスレキシア（読字障害）であったが，ぎこちない，あるいは多動などの症状を呈する微細脳障害なども包含する障害概念として提唱された。LD 研究の第一人者であったマイケルバスト Myklebust, H. R. は，1975 年に，読字障害などの中核群とは異なり，言語理解や書字には障害はないが，空間認知や，協調性運動などに障害をもち，社会性の獲得が困難な一群の子どもたちに対して，非言語性学習障害（non-verbal learning disabilities：NLD）という診断名を与えた。もちろん一部の研究者以外はアスペルガーの報告は知る由もなかったアメリカでは，このマイケルバストの提唱した NLD の概念は社会的によく知られるようになった。

表 17-1 と表 17-2 に，NLD の症状のまとめを示す。表 17-1 は LD の提唱者の一人であるローク Rourke, B. P. による NLD の診断基準，表 17-2 はより臨床的なスチュワート Stewart, K. による診断基準である。

アスペルガー症候群と自閉症

アスペルガーが報告した四人の子どもたちは，カナーの報告した症例と類似点もあったが，大きな相違があった。それは言語発達遅滞がないことである。この点は現在でも DSM − IV の自閉症とアスペルガー症候群の診断基

表17-1 非言語性学習障害の診断基準 (Rourke, et al., 2002)

1. 通常左半身に強く表れる，両側性の触覚障害。単純な触覚障害は，子どもが長じるに従って正常化するが，複雑な触覚障害は続く。
2. 通常左半身に強く表れる，精神運動協調障害。単純な反復的な運動機能などは子どもが長じるに従って正常化するが，複雑な運動課題遂行能力は改善しない。あるいは悪化する。
3. 視覚的空間認知能力の著明な障害。単純な視覚的弁別能力は，視覚刺激が単純なときには子どもが成長するにつれて正常化するが，複雑な視覚空間認知能力の障害は年齢とともに進行する。
4. 新規なあるいは複雑な情報や状況に対応することの困難。対応のしかたや対応の手順など（しばしば状況に不適応）を丸暗記して行い，状況に応じてフィードバックすることができない傾向。また，特に新しい状況に適応するために必要な行動の代わりに，言語的に反応してしまうことが多い。
5. 非言語的な問題解決や概念形成あるいは仮説検証ができない。
6. 時間概念のゆがみ。経過時間の推定や，一日の時間帯の推定ができない。
7. 著明な読解力不足にもかかわらず，言葉の丸暗記能力が発達しており（たとえば，単語の読みやスペル）年齢の平均より優れている。この傾向は年長児に特に顕著。
8. 反復的で丸暗記した言葉が饒舌であるにもかかわらず，言葉の意味や用法上の障害がある。
9. 単語の読みとつづりは得意であるが，計算や読解に障害がある。
10. しばしば社会的孤立や引きこもりにつながる，社会的認知，判断，交流の極端な障害。新規な状況に出会うと，極端な不安やパニック状態に陥りやすい。小児期後半や青年期になると，うつなどの内向的精神障害に陥りやすい。

準に反映されている。自閉症とアスペルガー症候群の相違は，言語遅滞の有無に集約されるといってよい。

　自閉症の原因となる脳機能障害については，まだ十分に解明されていないが，初期の研究者は，言語遅滞に注目した。後に自説を撤回してはいるが，イギリスのラター Rutter, M. は，言語遅滞を主症状とする自閉症の主な病変は，言語中枢のある左半球にあるに違いない，と推論したのである。それに対して，アスペルガー症候群は，顔の認知の障害や空間認知など右半球の

表17-2　非言語性学習障害と関連する障害の症状リスト（Stewart, 2002）

非言語性学習障害を疑うには，以下の項目のうち80％が一致すること。

社会的／情緒上の指標

1. 他人，特に同年齢の子どもの，表情や行動の示唆することを読む能力が劣る。
2. 人とのつき合いの中で，ことばを固定的に，あるいは文字通りに解釈する。社交的なニュアンスを見落とす。
3. 物事の'公正さ'を過剰に大事にする。
4. 規則を白黒で解釈する。同年齢の子ども，大人との関係や学習場面で，規則が重要だと考えている。規則破りがあると動揺する。
5. 慰めにくい。いったん動揺すると，子どもはその動揺から解放されるのが難しい。
6. かたくなな思考。何かについて，いったん考えを形成すると，そこから離れようとしない。
7. 心理士や精神科医による強迫性障害の診断。
8. フラストレーションに陥りやすい。ある種の音を耳にするとき，社会的（対人的）相互作用や交流（反応したり，やりとり）をしなければならないというプレッシャーを感じるとき，自分が何を聞かれたのかわからないと感じるときなど，特にフラストレーションを感じる引き金となる状況がある。
9. 突然の感情の爆発。たいていは断続的だが，予測できる引き金がある。爆発の形としては，ことばとして出てくるもの，物に対して当たること，あるいはかんしゃく発作などがある。
10. 身だしなみが悪かったり不潔であったりする。この子ども（ティーンエイジャーも）は，自分が人にどうみえるか，自分が人にどのような影響を与えるかについての感性を，まったくもっていないようにみえる。
11. 現在，または過去に睡眠障害がある。

言語使用

12. 言語発達の遅れはない。成長初期には，子どもの言語能力は正常あるいはそれ以上の成長をみせる。
13. おしゃべりである。子どもは「豆博士」のように話すこともある。
14. 韻律（話し方のリズムと流れ）の奇妙さ。非言語性学習障害の子どもたちの多くは単調なしゃべり方をする。
15. 学業不振の子どもでありながら，優れた言語の表出。

表17-2　非言語性学習障害と関連する障害の症状リスト（続き）

16. 言語表出は優れているのに，実践的言語使用（文脈の中で言語を正確に理解し，使用すること，つまり言語の意図を理解すること）においては問題がある。これは，非言語性学習障害の子どもは，言語表出のレベルほどに言語を使用できていないということを意味する。
17. 関心のあるトピックに関する専門知識の発達。しばしば過剰にそのトピックに固執する。非言語性学習障害の子どもたちはそのトピックについて，聞き手が関心をもっていないことには気がつかないで，長々としゃべろうとする。トピックは，時間が経つと変化することもある。

認知または学習上の指標

18. 「ふり」をすることができない。
19. 組織化能力（物事を秩序立てて行う能力）に欠ける。非言語性学習障害の子どもたちは，きわめて完璧主義者であるにもかかわらず，しばしば，自分の思考，仕事，日課を整理することができない。宿題，レポート，ノートをなくすことが多い。
20. 時計を読むのが困難。
21. 右と左の区別の混乱。方向の混乱といわれることもある。
22. 機械的反復ではない学習の障害。意味を推測したり，結果を予測するよりも，事実の記憶（丸暗記）に優れている。「次はどうなるでしょう」というタイプの質問は難しい。
23. 物語の中心となる考えが何か，を定義するのが困難。

機能の障害があることから，大脳右半球の障害と推定された。こうしたことから，自閉症とアスペルガー症候群は，その主病変の存在部位が，大脳半球の右（アスペルガー症候群）と左（自閉症）に分かれることになり，本質的に似てはいるが異なったものという，現在でも一部の研究者によって支持されている見方につながっている。

　アスペルガー症候群と自閉症，特に精神遅滞を伴わない高機能自閉症の異同については，多くの臨床家や研究者の間で，それぞれの代表的な症例間には症状のあらわれかたに多少の差はあるが，本質的には同じものであるという考え方が広まってきている。

　こうした考え方は，高機能自閉症とアスペルガー症候群では，初期に言語

第2部　発達障害を理解する

表17-2　非言語性学習障害と関連する障害の症状リスト（続き）

24. 他の学習活動をサポートするために，聴覚的な情報に頼る。家や学校，人前で難しい活動をするときには，しばしば独り言をいう。

知覚－運動上の指標

25. 触覚の過敏性。物について「変な感じがする」と訴え，特定の肌触りの衣類や毛布を特に好む。幼いときは，服のタグを全部切りとってもらいたがる。
26. 聴覚の過敏性。音が気になり，関係のない騒音を気にしないでいることが難しい。教室や人の集まる場所で，ガムを噛む音や鉛筆をコチコチいわせる音が気になる，としばしば訴える。
27. 「迷子になりやすい」傾向。物理的な空間ですぐに方向がわからなくなり，来たことのある場所で，実際に迷子になることが多い。目新しく，ストレスの多い状況の中ではこの傾向が強まる。
28. 以下のうち，1つ，あるいはそれ以上の形で出てくる運動スキルの問題。
    - 書字障害（脳の機能不全の結果，文字や記号を書き出すことができない）
    - 粗大（身体全体を使う）運動が困難。たとえば，自転車に乗ったり，チームスポーツをするのが難しい。物にぶつかりやすい。
    - 体力不足。スポーツをするとすぐ疲れる。
    - 書くこと以外の細かい動作，たとえば，靴ひもを結ぶなどの，微細（手先を使う）運動の困難。

遅滞が認められるものの，次第に言語獲得がみられるようになると，少なくとも臨床症状の上では，両者にまったく差がなくなってしまうという点が大きな論拠となっている。

さらに，機能的MRIやPETスキャンによる脳内機能の解析によって，高機能自閉症とアスペルガー症候群の間に本質的な差が認められないことを示す研究成果が発表されるようになってきている。

NLDはアスペルガー症候群か？

さて本章のもっとも本質的な問い，について考えてみたい。NLDとアスペルガー症候群は，お互いに他方の存在を知りながら成立してきた診断名ではない。もちろんアスペルガーは，NLDを知りようがないし，NLDを提唱

第17章　アスペルガー症候群と非言語性LD

したマイケルバストにしても，ローナ・ウィングによる英語圏でのアスペルガー症候群の再発見以前のことであるので，提唱時にはアスペルガー症候群のことを知りえなかった。

　つまり提唱者として，他方の障害概念を知らなかったのである。

　学習障害という概念の成立に深くかかわったロークらは，比較的最近になって，アスペルガー症候群と高機能自閉症ならびに，NLDの異同について検討を行っている。ロークは，NLDを，一つの独立した疾患ではなく，神経細胞から伸びる神経線維の束（白質）の機能障害を反映した状態であるとし，さまざまな精神神経疾患の「表現形（phenotype）」として存在するとした。これは，メタボリック症候群の一構成要素として高血圧や，高脂血症が存在する，とするのと似た説明のしかたということができる。表17-3にロークらの示した表を示す。この表通りに解釈すれば，アスペルガー症候群はウィリアムズ症候群などとともに，「ほとんどすべてのNLDの特徴を示す」疾患に分類されることになる。ロークは，NLDを，互いに他の診断名を排斥する独立した疾患名として捉えることを回避して，ノゾロジーの矛盾を解消しようとしているように見える。

　このようなノゾロジー上での衝突を回避するために他の方法を取っている研究者もいる。表17-2のNLDの診断基準をまとめたスチュアートは，その最近の著書の中で，彼女の解決方法を明らかにしている。それはその著書の題名（Helping a Child with Non-verbal Learning Disorder or Asperger's Syndrome. 邦訳「アスペルガー症候群と非言語性学習障害」明石書店，2004）に如実に現れている。英文タイトル中の「or」は同義言い換えであり，著者がアスペルガー症候群とNLDを少なくとも「同等のもの」として捉えていることを示唆している。本文の中では，「非言語性学習障害とアスペルガー症候群が同一の障害でないことは明らかである。しかしいずれも，情報処理や対人的やりとりへの参加において同様の困難をもち，高度の言語スキルをもち，特別な学習環境を必要とするという点で，私は両方の子どもたちが多くの同じ介入方法によって利益を受けると考えている」と述べている。しかし，さらに別の箇所で「アスペルガー症候群と非言語性学習障害が同一

177

第 2 部　発達障害を理解する

表 17-3　非言語性学習障害：神経疾患におけるその表現形（Rourke, et al., 2002）

レベル 1　（ほぼすべての NLD の特徴あるいは欠損が現れている）

脳梁欠損症
アスペルガー症候群
Velocardiofacial 症候群
ウィリアムズ症候群
ドランゲ症候群
ターナー症候群
右大脳半球機能障害

　　　　　レベル 2　（NLD の大部分の特徴ないし欠損が現れている）

ソトス症候群
急性リンパ球性白血病の予防療法中患者あるいは，一部の脳腫瘍による治療中の患者
異染性白質ジストロフィー
先天性甲状腺機能低下症
胎児性アルコール症候群

　　　　　レベル 3　（NLD のかなりの特徴ないし欠損がある）

多発性硬化症
外傷性脳障害
中毒性脳症
HIV 脳症
脆弱 X 症候群
XXX 症候群
異染性白質ジストロフィー以外のジストロフィー
インフルエンザ桿菌髄膜炎
早期治療を行ったフェニルケトン尿症
脳室内出血

　　　　　　　　　　　　　　　　　　　　　　　　　　　　　など（以下省略）

のものかという問題に答えはない」と相矛盾することを述べており，本人自身がどっちつかずの立場にいることが明らかである。

第17章　アスペルガー症候群と非言語性LD

疾患の症状の広がりと，脳科学の役割

　疾患概念には大きな広がり（スペクトラム）を持つものと，狭いスペクトラムを示すものがある。精神遅滞を一つの疾患とするかどうかは異論があるとは思うが，重度精神遅滞と軽度精神遅滞では，知能という一本のスケールの遅滞のどの位置にあるかによって，その臨床像は大きく異なっている。ある診断名がカバーする症状の幅をどこに設定するべきかという問題は，ノゾロジーの意義にかかわる問題である。病理学的な厳密さを優先すれば，より幅の狭い診断名のほうがよいことになるが，臨床的有用性を優先すれば，むしろ診断のしやすさや，治療法とのかねあいの中で，幅のある診断名のほうがよいことになる。

　スチュワートは，有効な治療法が共通するという経験に立脚した立場をとっているのに対し，ロークはむしろ診断名を厳密に定義する上での矛盾を解決するために，NLDを白質の機能障害群と再定義する方法を取っているといえる。

　診断を厳密にすることは，通常はその疾患で苦しんでいる人の診断方法や治療方法の改善につながる，とみなされるが，そうしたノゾロジー上での決着が未決の状態が続くことは，臨床的には混乱を増すことにつながり好ましくない。同一の個人に，二つの互いに排斥しあう異なった診断名がつくことが，本人や家族に大きな混乱と苦悩をもたらすことも明らかである。

　「NLDという障害（疾患）概念は存在しない。それらはアスペルガー症候群だ」と明快に言い切る専門家と，「NLDとアスペルガー症候群は異なる障害（疾患）概念である」，と主張する専門家が自説を譲らずに論争する情況は避けなければならない。

　近年，高次脳機能の脳内過程をリアルタイムで見ることができるようになり，アスペルガー症候群や高機能自閉症の脳内過程を解析できるようになった。そうした方法を積み重ねて，アスペルガー症候群とNLDの脳内過程の異同について，より客観的な方法で検討することが可能になってきている。

第2部 発達障害を理解する

```
    アスペルガー症候群        高機能自閉症

                非言語性学習障害

        共通する部分
          ソーシャルスキルの障害
          実践的言語使用の障害
          視覚・空間処理の障害
          感覚・運動統合の障害
          情報処理の障害
          組織化・系統化の障害など
```

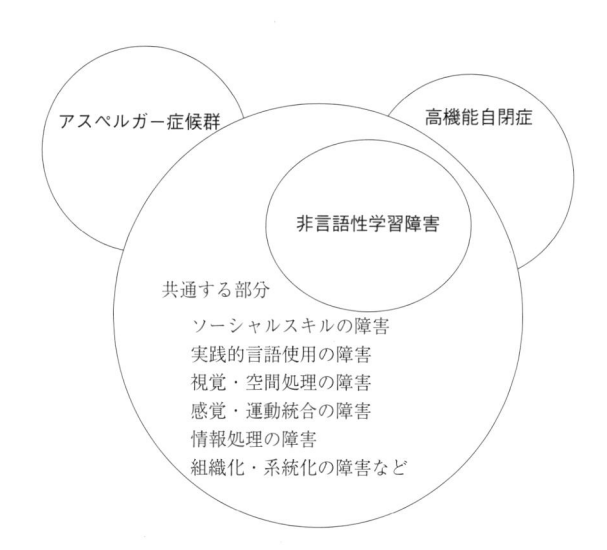

図17-1　アスペルガー症候群，非言語性学習障害，高機能自閉症の関係
(小野・榊原・足立訳, 2004)

こうした方法で，厳密な意味でのノゾロジー上の解決がつくまでの間，私たちが取るべき姿勢は，妥協的に見えるかもしれないが，ロークやスチュワートのような姿勢ないしは，疾患を広がりのある概念とし，アスペルガー症候群とNLD，さらに高機能自閉症の関係を示してとらえる（スペクトラム）姿勢なのではないだろうか。図17-1はそうした立場からのものである。

文　　献

Rourke, B. P., et al. (2002): Child clinical pediatric neuropsychology: Some recent advances. Ann. Rev. Psychol., 53, 309-339.

Stewart, K. (2002): Helping a child with nonverbal learning disorder or Asperger's Syndrome: A parent's guide. New Harbinger Publications, Oakland. 榊原洋一，小野次郎，足立佳美訳 (2004): アスペルガー症候群と非言語性学習障害. 明石書店.

第18章 不器用・運動が苦手な子どもと社会性

　不器用の定義を国語辞典で見ると「手先の技術がへたなこと」と説明されている。しかし注として「要領がよくない意にも用いられる」とある。
　「不器用」に比べて「社会性」の定義は難しい。国語辞書には、「集団を作り、その中で生活しようとする性質」という説明もあるが、「個人・社会の殻を破り、広く社会の出来事万般に目を開く知的傾向」ともある。しかし、本章でのべようとする社会性とは、もう少し狭い意味の社会技能（ソーシャルスキル）の意味であろう。ソーシャルスキルの定義も決して簡単ではないが、他人に意志表明を行い、意見の衝突や人間関係の調和を乱すことなく、説得し相手にかかわることを可能にする技能、としてよいだろう。
　本章では、不器用さとソーシャルスキルとの関連について考えていきたい。

不器用さとは何か

　そもそも、不器用とはなんだろうか。きちんとした定義があるのだろうか。
　定型発達をしている子どもや大人の中にも、不器用といわれる人はいる。また、行為の内容によって、選択的に不器用な人もいる。さらには発達過程で見れば、学齢期以前の子どもたちは、成人や年長児に比べて、手先の器用さ（巧緻性）は低いのが普通である。
　運動の巧緻性には、定常発達過程がある。図18-1は子どもの発達尺度としてよく知られているデンバーの発達スケールの「微細運動」の表である。生育環境が異なっても、デンバーの発達スケールに示されるように、年齢が進むにしたがってより巧緻的な行為が可能になることがわかる。脳性まひな

第2部　発達障害を理解する

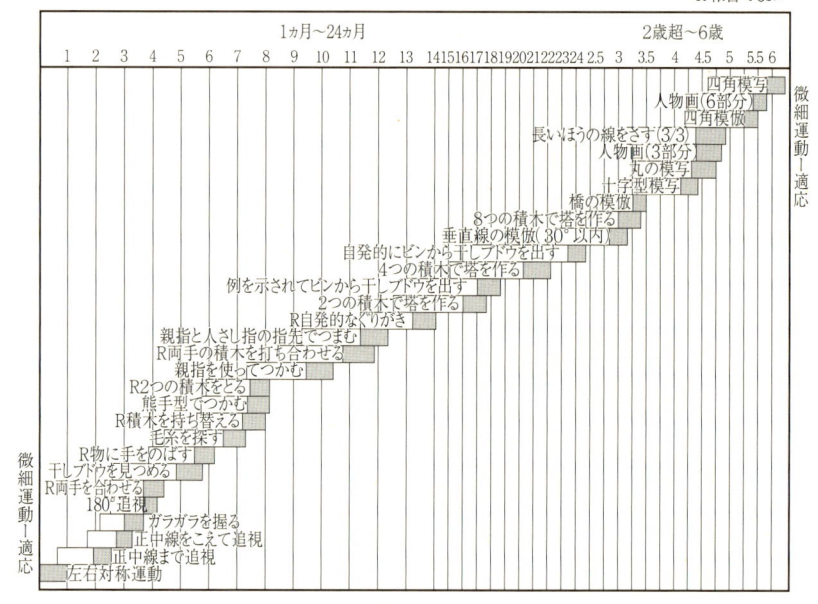

図18-1　デンバーの発達スケール（上田，1983より改変）

どの運動性疾患では，寝返りや歩行といった粗大運動の遂行が不可能だったり，可能になる年齢（通過年齢）の遅れが見られるだけでなく，微細運動の通過年齢の遅れや遂行不可能などの症状が見られる。

では，本章の主題である不器用とは，こうした巧緻的な運動発達の遅れや遂行不可能のことを示すのだろうか。不器用をその構成症状として含む障害概念を概観して，その意味を探ってみよう。

不器用さを症状として含む障害概念

不器用さ（clumsiness）をその主要な兆候として含む，有名な障害概念は，現在あまり使用されなくなった歴史的なものも含むと，①発達性協調運動障害，②微細脳障害，③非言語性学習障害，④アスペルガー症候群などがある。

表 18-1　DSM-IV-TR の「発達性協調運動障害」の定義

A．運動の協調が必要な日常の活動における行為が，その人の生活年齢や測定された知能に応じて期待されるものより十分に下手である。これは運動発達の里程標の著明な遅れ（例：歩くこと，這うこと，座ること），物を落とすこと，"不器用"，スポーツが下手，書字が下手，などであきらかになるかもしれない。

B．基準Aの障害が学業成績や日常生活を著明に妨害している。

C．この障害は一般身体疾患（例：脳性麻痺，片麻痺，筋ジストロフィー）によるものではなく，広汎性発達障害の基準を満たすものではない。

1．発達性協調運動障害

非言語性学習障害は，精神疾患の標準的な診断基準である DSM-IV-TR には記載されていないが，運動のぎこちなさについては，DSM-IV-TR の中の「通常，幼児期，小児期，または青年期に初めて診断される障害」の中に「発達性協調運動障害」という項目として分類されている。

DSM-IV-TR では，この発達性協調運動障害を表 18-1 のように定義している。字義通りによれば，発達性協調運動障害は，微細運動の遅れや，本章の主題である"不器用"を含んだ，より広汎な概念ということになる。そして不器用（clumsiness）については，DSM-IV-TR の中では，定義なしに使われている。

つまり，デンバーの発達スケールに示されている微細運動の里程標の遅れは，発達性協調運動障害の一つの要件ではあるが，それだけでは十分ではないことが明らかである。

2．微細脳障害

1950 年代から，落ち着きがなく，また手先の巧緻的な運動が苦手な子どもたちについての関心が高まった。こうした子どもたちは，古典的な神経症状である，運動の麻痺や，平衡障害あるいは不随意運動はないが，日常生活上の手先の細かな動作や，全身運動時の四肢の協調的な運動が苦手という特徴が見られた。まだ，現在のように脳機能画像検査などによる所見はなかっ

たものの，別の原因でなくなった子どもの脳病理所見上でも明らかな異常は認められなかった。こうした子どもたちの症状は，古典的な神経学の用語では説明できないために，soft neurological signs と呼び，そのような症状を呈する子どもには，はっきりと肉眼や組織検査では見えない微細な障害があるとして，「微細脳障害」という診断名が用いられた。

微細脳障害については，その概念の提唱者であるクレメンツ Clements, S. D. は次のように定義している（Clements, 1966）。

「微細脳障害とは，知能は正常範囲だが，脳の機能の偏りによって，軽度から重度の学習ないしは行動障害を呈する状態である。この障害は，認知，概念化，言語，記憶，注意や衝動性のコントロールあるいは運動機能の障害をさまざまに組み合わせた症状を呈する」

現在では微細脳障害という診断名は，注意欠陥多動性障害，上述の発達性協調運動障害，そして学習障害などの障害概念に発展的に解消し，ほとんど使用されなくなってきている。

微細脳障害の概念は，その成立当初から解釈が分かれており，混乱があった。概念として統一するのではなく，その soft neurological signs を標準化しようという動きもあった。ラター Rutter, M. らは，小児の運動機能検査項目の中から 12 項目を選択し，soft neurological signs の検索方法として標準化を試みている（Rutter, et al., 1970）。ラターらが選んだ検査項目を表 18-2 に示す。これらの 12 の項目はすべて 0 〜 3 点の評点で採点し，その合計得点で，soft neurological signs を評価するようになっている（評価法は省略）。

わが国でも，微細脳障害の概念が 1960 年代に紹介され，その診断に表 18-2 と同様の検査がさかんに行われた時期がある。

3．非言語性学習障害

非言語性学習障害は 1976 年にアメリカのマイケルバスト Myklebust, H. R. などによって提唱された概念であるが，その中の中核症状として，協調性運動障害や微細脳障害の巧緻性運動障害と重なる独特の運動障害をその基本的な構成概念の中に含んでいる。

表 18-2　ラターらの検査項目（Rutter et al., 1970）

1. 後ろ向きに6歩歩く
2. つま先立ちで立ったまましゃがむ
3. 片足立ち
4. 人差し指で鼻の頭を触る
5. 親指で他の（4本の）指先に触る
6. つま先とかかとを接触した状態で立っている
7. 左右の手を交互に開排する
8. 片手でスクワッシュボールを受け取る
9. 紙の上に鉛筆で（トントンと）点を描く
10. マッチ棒を箱から他の箱へ移す
11. 平行な複数の垂直線の間に，平行な線分を引く
12. コインを箱の中に入れる

　非言語性学習障害における運動障害は，ロークRourke, B. P. らによって以下のように記載されている（Rourke, et al., 2002）。

①両側の，触覚認知の障害。通常左半身でより著明にみられ，単一の触覚刺激の認知は長じるにしたがって正常化することもあるが，複雑な触覚刺激の判断は改善しない。

②両側の精神運動（psychomotor）協調の障害。通常左半身に著明にみられる。単一の反復運動は長じるに従って正常化することもあるが，複雑な運動スキルは，改善せず，むしろ年齢相当のレベルと比較すると悪化する。

　概念的すぎて具体的な運動の不器用さは，ロークの説明から想像することは難しいが，スチュワートStewart, K. はより具体的に知覚運動上の診断の指標として表18-3のように書いている。

　下線部（筆者）が，運動の不器用さに関する記載である。ロークの定義より具体的ではあるが，やはりあいまいさが残る叙述であることには変わりない。

表18-3　スチュワートの「知覚－運動上の指標」(Stewart, 2002)

25. 触覚の過敏性。物について「変な感じがする」と訴え，特定の肌触りの衣類や毛布を特に好む。幼いときは，服のタグを全部切りとってもらいたがる。
26. 聴覚の過敏性。音が気になり，関係のない騒音を気にしないでいることが難しい。教室や人の集まる場所で，ガムを噛む音や鉛筆をコチコチいわせる音が気になる，としばしば訴える。
27. 「迷子になりやすい」傾向。物理的な空間ですぐに方向がわからなくなり，来たことのある場所で，実際に迷子になることが多い。目新しく，ストレスの多い状況の中ではこの傾向が強まる。
28. 以下のうち，1つ，あるいはそれ以上の形で出てくる運動スキルの問題。
 ・<u>書字障害（脳の機能不全の結果，文字や記号を書き出すことができない）</u>
 ・<u>粗大（身体全体を使う）運動が困難。たとえば，自転車に乗ったり，チームスポーツをするのが難しい。物にぶつかりやすい。</u>
 ・<u>体力不足。スポーツをするとすぐ疲れる。</u>
 ・<u>書くこと以外の細かい動作，たとえば，靴ひもを結ぶなどの微細（手先を使う）運動の困難。</u>

（下線は筆者）

4．アスペルガー症候群の運動障害

　非言語性学習障害とアスペルガー症候群は同じものであるとする考えもあるが，ここではその異同については述べない。アスペルガー Asperger, H. は，アスペルガー症候群について初めて報告した論文の中で，独特の運動障害があることを述べている。
　アスペルガーは1944年の最初の報告で四人の少年の行動の特徴を詳細に記述している。二人目のハーローの運動について，アスペルガーは以下のように書いている（Asperger, 1944）。
　「彼の身体のあらゆる動きに，問題は如実に現れていました。表情は乏しく，こわばっていました。そのうえ，動きはいつも全体的に固く不器用でした。それでも，痙性麻痺を示す神経病理学的徴候は見られませんでした。不器用性は，体育の時間に特に目立ちました。グループ・リーダーの指示に従って

何らかの身体運動をする気になったときでさえ、動きは不恰好でぎくしゃくしていました。集団のリズムにあわせて動くことはまったく不可能でした」

三人目のエルンストについても、次のような記載がある。

「最もはなはだしい難点は書くことでした。ほとんどすべての自閉症（筆者注：この場合アスペルガー症候群のこと）の人々の例にもれず、この動作の不器用な少年も、書き方はじつに下手でした。ペンは思うように走らずに、止まったり跳ねたりし、見た目にかまわず書き直し、前の文字の上に新しい文字を書き加えました。線で消したり、字の大きさもまちまちでした」

アスペルガーの記載した症状は、微細脳障害や非言語性学習障害の症状と大部分重なっている。

不器用さと社会性

さて、このように、歴史的に異なった経緯で形成された障害概念の中で、不器用さはさまざまな面で社会性とかかわりをもつ特性として登場している。しかし、多くの診断の定義や特徴の記載の中で、そうした運動特性は「不器用」あるいは「ぎこちない」などの一般的な形容詞で表現するだけにとどまっている。ラターなどの、soft neurological signs の定義とその診断方法の標準化は、そうしたあいまいさを払底させる試みとして際立っている。

微細脳障害という障害概念があまり使用されなくなったために、soft neurological signs の診察はあまり行われなくなってきているが、改めてその有用性を再評価する必要があるように思う。

不器用さと社会性の接点

ところで、不器用さと社会性という表現型としてはまったく異なる概念の接点は、これまでに述べてきた歴史的な両者の共存以外に、どこに求められるのだろうか。

大きく分けて、不器用さと社会性の接点は、次の２点にあると私は考える。

第一に，社会性の障害の原因となる脳内過程が，運動における不器用さと直接関係する場合である。

　非言語性学習障害やアスペルガー症候群はともに，運動の不器用さをその診断基準の中に含んでいるが，それはたぶん，両者における社会性の障害を構成する神経学的な状態ないし病態と，微細な運動を行う神経機構の間に共通する脳部位ないし経路があるのだろう。

　ロークは，非言語性学習障害の表現型（症状）が，アスペルガー症候群や，ウィリアムズ症候群などにも共通に見られることから，その共通の神経学的機構として，「白質モデル」を提唱している（Rourke, 2002）。ロークは非言語性学習障害の症状を，長い有髄線維による神経経路の機能障害で説明しようとした。

　筆者は，ロークのモデルの妥当性を判断する根拠をもたないが，たとえば軽度の脳性まひ（対麻痺）は長い有髄線維の障害によるものであること，脳性まひ患者にみられるさまざまな知覚障害は，白質障害による部分が大きいと考えられることなどから，一部の症状は説明しうるのではないかと思う。微細脳障害が，未熟児に多いことなども，白質障害説を支持する。しかし，アスペルガー症候群は未熟児や周産期の低酸素性脳症とは必ずしも関連があるわけではないこと，さらにアスペルガー症候群発症の家族集積性などは，この白質モデルを支持しない。

　西谷 Nishitani, N. は近年の脳機能イメージングを使用し，他人の運動理解や模倣との関連が示唆されている人のミラーニューロンの機能について，アスペルガー症候群の成人で興味ある研究結果を報告している（Nishitani, et al., 2004）。西谷らの研究の詳細は省略するが，脳磁図を使った人の表情模倣の実験パラダイムにおいて，アスペルガー症候群では，ミラーニューロン系の反応が遅いことを証明している。

　非言語性学習障害や，アスペルガー症候群に見られる「不器用さ」「運動のぎこちなさ」の神経的基盤にミラーニューロン系の機能障害がかかわっていることが示唆される。

　第二に，不器用さと社会性は，別の次元でも関係しうる。細かな身のこな

しや表情は微細運動の一部である。そうした微細運動の空間的時間的な適宜性の低下は，2次的反応として，対人場面におけるソーシャルスキルの効率の低下に直接つながってゆく。

対人場面における，相手との間（距離）のおき方，集団歩行時に相手とのペースをあわせ，あるいは会話時のボディランゲージなど，その稚拙さによって，円滑な意思疎通が阻害される。さらに，体育や学芸会などの幼稚園，学校行事時における集団行動の稚拙さは，集団内で無視やからかい，さらにはいじめといった，他人の行動を引き出すことにつながる。そして，そうした経験の蓄積は，自尊感情の低下や，被害念慮につながってゆくのである。

文　　献

American Psychiatric Association (2000): Quick reference to the diagnostic criteria from DSM-IV-TR. 高橋三郎他訳 (2003): 精神疾患の分類と診断の手引き 新訂版. 医学書院.

Asperger, H. (1944): Die autistischen Psychopathen im Kindesalter. Archiv für Psychiatrie und Nevenkrankheiten, 117, 76-136.

Clements, S. D. (1966): Minimal brain dysfunction, Lancet, 86(3), 121-123.

Frankenberg, W. K.（上田礼子日本語版著）(1983): 日本版デンバー式発達スクリーニング検査—JDDST と JPDQ—（増補版）. 医歯薬出版.

Frith, U. (1991): Autism and Asperger syndrome. Cambridge University Press. 富田真紀訳 (2000): 自閉症とアスペルガー症候群. 東京書籍.

Nishitani, N., et al. (2004): Abnormal imitation-related cortical activation sequences in Asperger's syndrome. Ann Neurol, 55, 558-562.

Rourke, B. P., et al. (2002): Neuropsychology: Some recent advances. Annual Rev. Psychol, 53, 309-339.

Rutter, M., et al. (1970): A neuropsychiatric study in childhood. Spastics International Medical Publications.

Stewart, K. (2002): Helping a child with nonverbal learning disorder or Asperger's Syndrome: A parent's guide. New Harbinger Publications, Oakland. 榊原洋一, 小野次郎, 足立佳美訳 (2004): アスペルガー症候群と非言語性学習障害. 明石書店.

あとがき

　子どもとその発達，発達障害などについて，これまでにいろいろな雑誌に寄稿してきた論文を，金剛出版にまとめていただいたのが本書である。書かれた年限や対象の読者層もそれぞれ異なるが，編集者の方の丁寧な作業ですっきりとわかりやすい章立てになったと思う。読み返してみて，新しい知見によって従来の考え方を変えなくてはならないことがあるにもかかわらず，考え方の基本はほとんど変わっていないことに我ながら驚いている。

　第1部には，育児にもきちんとした科学的裏づけをするべきだ，という現在も変わらず抱き続けている私の「育児学」観による論文がまとめられている。

　第2部は近年社会的に大きな関心が寄せられている発達障害に関する論文が主体になっている。発達障害について関心のある方に参考になるのではないかと思う。

　あちこちに書き散らかしていた私の論文を適切に選択し，きめの細かい編集作業をしてくださった金剛出版の藤本柳子さんに感謝したい。

索　引

人名索引

Archimedes 9
Aristoteles 9
Asperger, H. 164, 172, 186
Baltaxe, C. A. 162
Bower, T. G. R. 21-23
Bowlby, J. 54, 62-63, 67
Clements, S. D. 184
Copernicus, N. 10
Crick, F. 15
Darwin, C. R. 11
Deacon, T. W. 97-98
de La Mettrie, J. O. 7, 11-12
Denett, D. 15
Dennis, W. 18-19
Descartes, R. 11, 15
Eccles, J. C. 15
Edelman, G. M. 15
藤川洋子 95
Galilei, G. 10
Gesell, A. 17-18, 20, 104
Grandin, T. 156
Held, R. 25-26
Hippocrates 10
Hubel, D. 27, 70

Huston, K. L. 82
Johnson, M. N. 22
Kanner, L. 157, 164, 171
Kennell, J. 54, 59, 68
Klaus, M. 54, 59, 68
Lenneberg, E. H. 60-61, 70-71
Lorenz, K. 58, 62, 68-70
Meltzoff, A. N. 22
Myklebust, H. R. 172, 184
Nishitani, N. 188
Plomin, R. 84
Pythagoras 9
Rourke, B. P. 172-173, 177-180, 185, 188
Rousseau, J. J. 66-67
Rutter, M. 67, 173, 184-185, 187
Sacks, O. 156
Sherrington, C. S. 15
Stewart, K. 172, 179-180, 185-186
Wang, A. T. 162-163
Watson, J. B. 15
Wing, L. 161, 172, 177
Yakovlev, P. I. 103-104
Yonas, A. 85

事項索引

あ

愛着関係 48, 54-55, 59-63, 67-69, 72-73, 151, 154
愛着理論 54, 63, 67, 73
アスペルガー症候群 94, 100, 131-134, 137-138, 140-141, 143, 147, 151-154, 161, 164-167, 171-173, 175-180, 182, 186-188
アトピー 55
　──性皮膚炎 51
アドボカシー 45, 55
甘え 77-78
アメリカ小児科学会 83
暗喩 152, 164, 166

い

EBM →エビデンス・ベースト・メディスン
異感性間協応 21, 26
育児相談 45, 50-51, 100-104, 108, 110-111
育児不安 44-45, 50-52, 54-56
育脳 12
医原性 51
意識 15-16, 20, 23-25, 27, 29, 88, 95, 122, 128, 160
意思疎通システム 134
因果関係 9, 12, 63, 82, 84
インターネット 48, 80, 91, 93-94, 96
in vivo 28
インプリンティング 14, 58-60, 62, 68-70, 72-73, 75
韻律 162-163, 174

う

うつ病 142-143
うつ伏せ寝 54
運動発達の遅れ 108, 110, 117, 182

え

ADHD →注意欠陥多動性障害
SSRI →選択的セロトニン再取り込み阻害剤
エビデンス・ベースト・メディスン 53-54
絵本読み聞かせ 84
エミール 66-67
LD →学習障害

お

おすわり 18, 101-102, 114, 121
親子の絆 60, 63
音素 167
音読 12, 36

か

顔認知（顔の認知） 41, 131-132, 134, 173
核家族化 47
学習困難 140, 152-153
学習障害 94, 100, 123, 125, 138, 140-141, 143, 147-148, 152-153, 166-167, 172, 176-180, 184
可視化 9-10, 12
過剰啼泣 50
学校内暴力行為 96
紙おむつ 54
川崎病 102, 169-171
環境変容法 142
還元主義 27-28
還元論 7, 15
間人間 155-156, 160

き

擬態 23
気になる子ども 146-147, 152-153
機能的磁気共鳴イメージング 28
基本的生活習慣 76-78
強迫性障害 143, 174

キレる 95
近赤外スペクトロスコピー 33
筋トーヌス 108

く

クーイング 119
空間認知 26, 86-87, 141, 167, 172-173
グリア細胞 27
クロニジン 143

け

経験説 16-17, 20-21, 23, 27
携帯電話 80
預定 18, 52-53, 102, 114-115, 118
経頭蓋磁気刺激法 29
「軽度」発達障害 94, 152
ゲーム 12, 36, 80, 92-93, 96-97, 128
　――脳 36
言語遅滞 70, 132-133, 147, 157, 161, 165, 173, 175
言語的コミュニケーション 157
言語の獲得 60, 71, 119
原始反射 17, 21, 106-108, 117, 121
健全 14, 55, 63, 79, 90-94, 96-98

こ

行為障害 143, 148
高機能自閉症 94, 100, 131-134, 137, 140, 143-144, 151-153, 161-162, 165, 167, 175-177, 179-180
高次脳機能 15, 32, 34, 179
巧緻性 181, 184
行動主義的心理学 20, 23
行動療法 139, 142, 149
　――的アプローチ 150
高度情報化社会 14, 80
校内委員会 139
広汎性発達障害 100, 123, 140, 143-145, 147, 161, 163-164, 183
国立小児健康発達研究所（NICHD） 63

心の理論 49, 131-132, 134, 151
個人識別 132, 136
　――情報 42
個別教育プログラム 123
コホート研究（スタディ） 37, 74, 151
語用論 158, 161
コリック 50
コンテンツ 80-82, 85, 87-88

さ

臍疝痛 50
作業記憶 127-130
里帰り分娩 47
サバン症候群 163
三歳児神話 14, 54, 61, 63, 65-68, 70, 72-74
算数障害 153, 167

し

姿勢反射 31, 106-107, 117
視線 40-42, 49, 73, 87, 132, 151-152, 154, 157-158, 160, 164
　――認知 160
自然選択 11
　――説 23
自尊感情 100, 140, 146, 149-150, 152-154, 189
　――低下 143
肢体不自由 123
失音楽症 163
しつけ 77-79, 102
疾病分類学 169
シナプス
　――活動 27-28
　――結合 103
自発運動 113-115, 119
自閉症 34, 94, 100, 125, 131-134, 137, 140, 143-144, 147-148, 151-153, 155-165, 167, 171-173, 175-177, 179-180, 187
自閉の精神疾患 172
社会性 17, 25, 36, 42, 57, 60-61, 63, 80-83, 87, 91-92, 94-95, 97, 100, 118, 124, 131-132, 141,

151, 159, 172, 181, 187-188
社会的笑い 49, 119
Shuffler（シャッフラー） 108
宗教 7, 10
馴化法 39-40
少子化 46, 48, 124, 148
上側頭回 132, 134, 160, 163
小児科医 37, 45, 55-56, 67-68, 83, 161, 164, 170
　　――会 83
小児科学 14, 44-45, 83-84, 94, 171
　　――会 83-84, 94
小児（児童）虐待 43
少年犯罪 55, 95
食事 76, 78, 80, 101-102
食物アレルギー 51
新奇事態 96
神経科学 15-16, 27, 32, 34
心身二元論 11, 15, 23, 25
新生児
　　――医療 59, 72
　　――学 68
　　――の視力 38, 39

す

随伴事象 8
随伴性 8-9, 87
睡眠 36, 49, 76, 78-80, 93, 98, 144
　　――障害 144, 174
　　――リズム 36, 98, 144
スウォドリング 18-19
スクリーニング法 100, 114, 119
Stevens-Johnson 症候群 171
ストレス 45, 48-50, 139, 176, 186
ストレッサー 45
刷り込み理論 68

せ

成熟説 18
成長曲線 52

成長ホルモン 79
生得（成熟）説 16
舌小帯 54
セロトニントランスポーター 144
選好的注視 39
喘息 55, 102
選択的セロトニン再取り込み阻害剤 143-145
選択的注意 127
前頭葉 12, 35-36, 127-129, 134, 142

そ

早期教育 36, 61, 71-72, 110
ソーシャルスキル（社会技能） 124, 152-153, 181, 189
粗大運動 182
外遊び 84, 93, 97
soft neurological signs 184, 187
素朴物理学 9, 12

た

ダーウィニズム 15, 23
対応行動 21, 23
帯状回 26
　　前―― 127
体罰 78
タイムアウト 149-150
多因子遺伝 166
抱き癖 54
他人の手症候群 26
タブラ・ラサ 16, 20-21, 23, 29, 38, 41, 57, 72
探索行動 113, 118-119
男女共同参画 47

ち

知能発達 118-119
注意欠陥多動性障害 94, 100, 123, 125-131, 133, 137-138, 140-142, 144-145, 147-148, 150, 152-153, 167, 184
注意の志向 127, 129
注意の持続 127

中脳動物 17
長期保育 63

つ

追視 18, 22, 114-115, 118, 121, 160
つかまり立ち 18, 114, 122

て

DSM-IV 148
低酸素性脳症 188
ディスレキシア（読字障害） 141, 153, 167, 172
テレビ視聴 36, 81-84, 87-88
転写調節部位 27
デンバー式発達スクリーニング検査用紙 113
デンバーの発達スケール（Denver Developmental Scale） 104, 181-183

と

トイレトレーニング 54, 79
頭囲 102, 108
トークンエコノミー 149
ドーパミン 142
　――トランスポーター 142
読字障害→ディスレキシア
特殊教育 123
特別教育支援法 125
特別支援教育 124-125, 147, 166
　――コーディネーター 139

な

泣き 42-43, 49-50, 113
喃語 119

に

二足歩行 114, 118
乳児健診 45, 51-54, 68
乳児行動学 8, 14, 73, 85
乳児死亡率 46
乳児突然死症候群 54
ニューロイメージング 27, 29

Neuroscience（ニューロサイエンス） 32
ニューロン 15, 23, 27-28, 188
人間機械論 7, 11-12
認知行動装置 20

ぬ

布おむつ 54

ね

寝返り 18, 51, 101, 113-114, 118, 121-122, 182
ネグレクト 43, 71, 73
ネットワーク 15, 27, 29, 35, 103

の

脳科学 11-12, 32, 34, 36-38, 72, 85-86, 163, 179
脳機能イメージング法 11
脳磁図 28, 188
脳重 103
脳性まひ 100, 181, 188
脳トレ 12
脳波異常 151, 159
ノゾロジー 169, 171, 177, 179-180
ノルアドレナリン 142-143

は

バーチャル画像 85, 87
排泄 78-80, 102
ハイハイ 18-19, 36, 50, 113-114, 118, 122
バイリンガル 71
麻疹 46
はしご段モデル 24
発達指標 101
発達障害 100, 110, 115, 119, 123-126, 131, 135-140, 142, 144-147, 151-152, 154, 166, 183
　――理解 150
発達心理学 8-9, 38, 72-73, 85
発達スクリーニング 100, 113-114, 118, 120-122, 189
発達スケール 104-106, 114, 116, 119, 181-183
発達性協調運動障害 182-184

195

ハロペリドール 144
反抗挑戦性障害 148
ハンドリガード 21, 121

ひ

被害念慮 189
光トポグラフィー 28-29, 33, 41
引き起こし反応 116
非言語性学習障害 100, 141, 171-178, 180, 182-189
非行 91, 148-149
微細運動 181-183, 189
微細脳障害 172, 182-184, 187-188
非対称性緊張性頸反射 17, 21, 121
皮肉 134, 162
比喩 152, 164, 166
表情
　──の認知 160
　──の理解 151

ふ

不器用 100, 181-183, 185-188
　──さ (clumsiness) 182
福山型筋ジストロフィー 169-170
父権主義的 52
不健全 91, 93-95, 97-98

へ

ヘッドスタート 61
　──計画 72
ペモリン 143
偏食 78-79
扁桃体 35

ほ

Vojta法 110
紡錘回 132, 134, 166
ボーダーライン児 110-111
母子手帳 47, 52
ポジトロンエミッショントモグラフィー 28

postpartum depression 44
ホスピタリズム 67
ボディランゲージ 119, 189
母乳 40, 47-48, 52, 55-56, 66

ま

マタニティーブルー 44, 53

み

ミーム 97-98
mean world syndrome 82
ミエリン形成 102-104, 114
見立て 136
　──る 131, 137
三つ子の魂 14, 65, 73-74
ミラーニューロン 188

め

メタボリック・シンドローム 170-171
メディア 14, 48, 80-81, 83, 88, 98
メラトニン 144

も

模倣 14, 18, 22, 24, 73, 75, 78, 81, 188
もり 47
モロ反射 17, 121

や

薬物療法 142-143

よ

抑揚 162
夜泣き 48, 50
予防接種 45-46, 102
四元素説 10

り

リーチング 21
リスペリドン 144
リタリン（メチルフェニデート）142-145, 148-149

里程標 17-19, 101, 104, 106, 108-109, 115-117, 119, 157, 183
　発達―― 18, 104, 108, 114-118
離乳期 78
臨界期 14, 54, 58-63, 65, 68-73, 102-103

る

ルーティング反射 17

れ

霊長類研究 136

ろ

ロールモデル 76

わ

ワーキングメモリー 128, 142

■初出一覧

序　章　見えることは信じること―可視化と科学―：チャイルド・サイエンス，5，2008年
第1章　ヒトの発達とは何か：BME，12，1998年
第2章　脳科学研究と保育：現代と保育，64，2006年
第3章　子どもの生きる力：キリスト教保育，442，2006年
第4章　小児科学の立場から（特別企画　育児不安）：こころの科学，103，2002年
第5章　臨界期とインプリンティング：キリスト教保育，441，2005年
第6章　"三つ子の魂"と三歳児神話：教育と医学，55(5)，2007年
第7章　基本的生活習慣をどうつくるか：児童心理，53(2)，1999年
第8章　高度情報化社会における心の発達：母子保健情報，54，2006年
第9章　健全な小学生とは：そだちの科学，4，2005年
第10章　育児相談に必要な神経発達の知識：小児科診療，53(10)，1990年
第11章　簡単な発達スクリーニング法：小児内科，26(8)，1994年
第12章　子どもを見つめる：児童教育，18，2008年
第13章　LD・ADHD・広汎性発達障害への医学的治療の現状：児童心理，58(9)，2004年
第14章　自尊感情と子どもの発達―気になる子どもとの関わり方―：お茶の水女子大学講演，2007年
第15章　自閉症児の言葉：日本音響学会誌，63(7)，2007年
第16章　アスペルガー症候群と学習障害：綜合臨牀，54(5)，2005年
第17章　アスペルガー症候群と非言語性LD：現代のエスプリ，464，2006年
第18章　不器用・運動が苦手な子どもと社会性：教育と医学，55(12)，2007年

■著者略歴

榊原洋一（さかきはら　よういち）

1951年東京生まれ
1976年東京大学医学部卒
東京大学小児科講師を経て，現在お茶の水女子大学人間発達教育研究センター教授
専門は小児神経学，発達神経学特に注意欠陥多動性障害，アスペルガー症候群などの発達障害の臨床と脳科学
趣味は登山，音楽鑑賞，2男一女の父

著書：「オムツをしたサル」（講談社），「集中できない子どもたち」（小学館），「多動性障害児」（講談社），「アスペルガー症候群と学習障害」（講談社），「ADHDの医学」（学研），「はじめての育児百科」（小学館），「子どもの脳の発達　臨界期・敏感期」（講談社），「脳科学と発達障害」（中央法規出版），「脳科学の壁」（講談社）など

発達障害と子どもの生きる力

2009年9月20日　印刷
2009年9月30日　発行

著　者　榊原洋一
発行者　立石正信
発行所　株式会社 金剛出版
〒112-0005
東京都文京区水道1-5-16
電話 03-3815-6661
振替 00120-6-34848

印刷　あづま堂印刷　製本　ブロケード

ISBN978-4-7724-1098-4　C3011
Printed in Japan©2009

軽度発達障害

田中康雄著　「軽度発達障害」という深刻な「生きづらさ」にともに繋がりあって生きることを目指してきた児童精神科医の中間報告。　3,990円

発達障害と少年非行

藤川洋子著　事件を多角的に見ることによって不可解さの要因を究明し、非行少年の適切な処遇につなげたいとした著者渾身の論文集。　3,360円

子育て支援と世代間伝達

渡辺久子著　乳幼児期～思春期の各段階で起こる問題を、母子の関係性の障害とし、「世代間伝達」の視点から捉えることで問題の理解と支援を説く。　3,360円

発達障害児への心理的援助

鶴光代編　第一人者がその心理的援助の可能性を探る。発達障害児が抱える問題にさまざまな観点からアプローチし解決の糸口を導く。　2,940円

発達障害の臨床

中根晃著　自閉症、LDやADHD、発達障害の鑑別、治療法などに関する論文を掲載。治療現場での対処、家庭内や学校での対応まで言及する。　4,410円

発達障害児の精神療法

山崎晃資著　指導のあり方や家族援助の実際、精神医学的合併症など、長年現場で実践を積み重ねている治療者の精神療法的接近をとらえ直す。　2,940円

母子臨床と世代間伝達

渡辺久子著　乳幼児精神医学の成果をもとに微妙に照らしあう母子関係を詳細に解き明かし臨床現場からフィードバックした心の援助技法を提示する。　3,780円

軽度発達障害へのブリーフセラピー

宮田敬一編　子どもたちの能力を引き出し、変化と解決を喚起するブリーフセラピーの考え方と技法は、実践可能な数々のヒントを与える。　3,360円

ADHD臨床ハンドブック

中根晃編　治療・療育に長年携わってきた筆者らによって、本邦における医学と教育からの最新知見と最良のアプローチを呈示した専門家必見の書。　4,410円

ADHDの子どもたち

M・セリコウィッツ著　中根晃・山田佐登留訳　ADHD（注意欠陥多動性障害）の子どもの真の姿や障害の原因と治療法についてわかりやすく述べる。　2,940円

軽度発達障害児の理解と支援

降簱志郎編著　学校や地域の養護施設で働く臨床家や家族のために治療教育的な発達支援の実際を事例をあげてわかりやすく解説した実践的指導書。　2,940円

特別支援教育の理論と実践

特別支援教育士資格認定協会編　上野一彦・竹田契一・下司昌一監修　特別支援教育の中心的役割をになうべき特別支援教育士（S.E.N.S）養成のために、日本LD学会・特別支援教育士資格認定協会の総力を結集して編まれた指導教科書。
- I巻　概論・アセスメント＝2,520円
- II巻　指導＝2,730円
- III巻　特別支援教育士（S.E.N.S）の役割・実習＝2,100円

新訂増補 子どもと大人の心の架け橋

村瀬嘉代子著　本書は著者の臨床の原点ともいうべき著作であり、ここに書かれている基本の「徹底」こそが、あらゆる臨床課題の最大の骨子である。　2,940円

価格は消費税込み（5％）です